往診整形外科専門医が教える！

健康長寿の人が毎日やっている

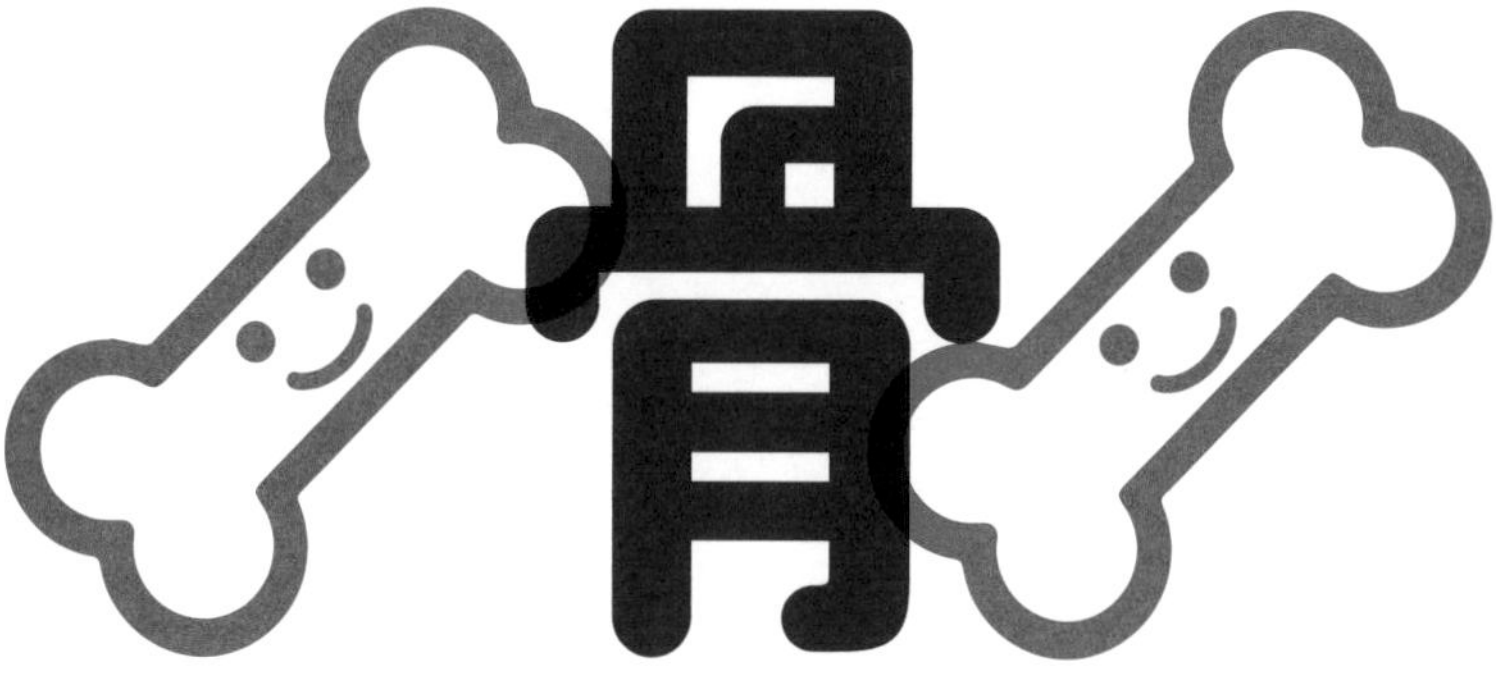

にいいこと

整形外科医・医学博士
古賀昭義

自由国民社

はじめに

〝**「リッチ」**になりたい！〟

こう思ったことはありませんか？

思ったことがある方はたくさんいらっしゃると思います。

そして、ほとんどの方は、「リッチ」＝金銭的に豊かなこと、と想像していると思います。

もちろん、それは間違いではありません。

でも、私はいつも、

「骨リッチになれば、人生が豊かになりますよ！」

と説明しています。

「『骨リッチ』ってなんだ？」

ほとんどの方がそう思うと思います。

「骨リッチ」とは、

骨を強くすることで、人生が豊かになる

という法則なのです。

みなさん！　こんにちは！

往診専門整形外科医の古賀《こが》昭義《あきよし》です。

私は、骨を強くする方法を目の前の患者さんに伝えることを仕事にしています。

骨が強くなる＝「骨リッチ」になれば人生が豊かになることが事実なら、読者のみなさんも目を見開いて本書を読んでくれると思います。

これは嘘ではありません。

美しくて豊かな人生を送るには、「骨リッチ」になることが必要なのです。

本書ではどうやったら「骨リッチ」になるのか?という方法をわかりやすく、処方箋として説明しています。

本書の内容は私が、往診の現場で主に患者さんのお家や入居施設で解説しているものです。

時には、うまく指導できなくて心が折れたこともあります。しかし、整形外科医として27年、往診整形外科医としてはや12年の月日が流れました。どうしたら、読者の方のモチベーションを保ちながら「リッチ」な骨になれるのか、経験にもとづきわかりやすく解説させていただきました。

本書でご紹介した内容を、地道に「コツコツ」行っていただくだけで、あなたは確実に「骨リッチ」に変貌します。

「骨リッチ」になれば、人生が豊かになる。

一見、関係ないことのように見えますが、骨リッチと人生の豊かさとは相関するものです。

このことを忘れずに、自分の骨をリッチにしていきましょう。

未来を決めれば、現在が変わる。

私の好きな言葉です。

ぜひ、私の処方箋を実践してみてください。

あなたが、「骨リッチ」になって素晴らしい人生を送ることを願ってやみません。

さぁ、**コツ《骨》コツ《骨》**始めていきましょう！

往診専門整形外科医　古賀 昭義

目次

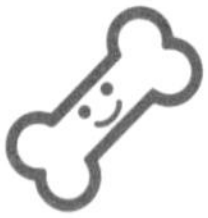

第1章
「強い骨」はリッチ（豊か）な骨＝「骨リッチ」である！

第2章
「骨リッチ」になるための心構え

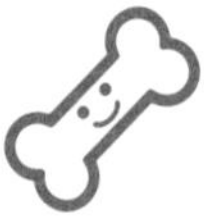

第3章
「骨リッチ」になる！7つの処方箋

第4章 往診整形外科専門医が教えている「骨リッチ」体操

第1章

「強い骨」は
リッチ（豊か）な骨
＝「骨リッチ」
である！

骨の劣化は、将来の「要介護」に直結する

左のグラフは、２０１６年の国民生活基礎調査で、「要支援・要介護になった原因」を調べたものです。

認知症、脳血管疾患、高齢による衰弱に続いて「骨折・転倒」は第4位で12・1％。続く第5位の「関節疾患」（10・2％）と合わせると22・3％になり、1位の認知症（18・0％）や2位の脳血管疾患（16・6％）よりも高くなります。

骨や関節のトラブルから介護が必要になる人は想像以上に多く、全体の2割強を占めているのです。

なかでも高齢者の要介護に直結するのが、太ももの大腿骨の付け根を折ってしまう「大腿骨《だいたいこつ》近位部《きんいぶ》骨折」（17ページ以下、28ページ以下で詳しくお話しします）です。

ここが折れると、手術を受けても機能が十分に回復しなかったり、長い入院生活で全身の機能が衰えるなどして、そのまま自力で歩くことができなくなってしまうこと

要支援・要介護になった原因

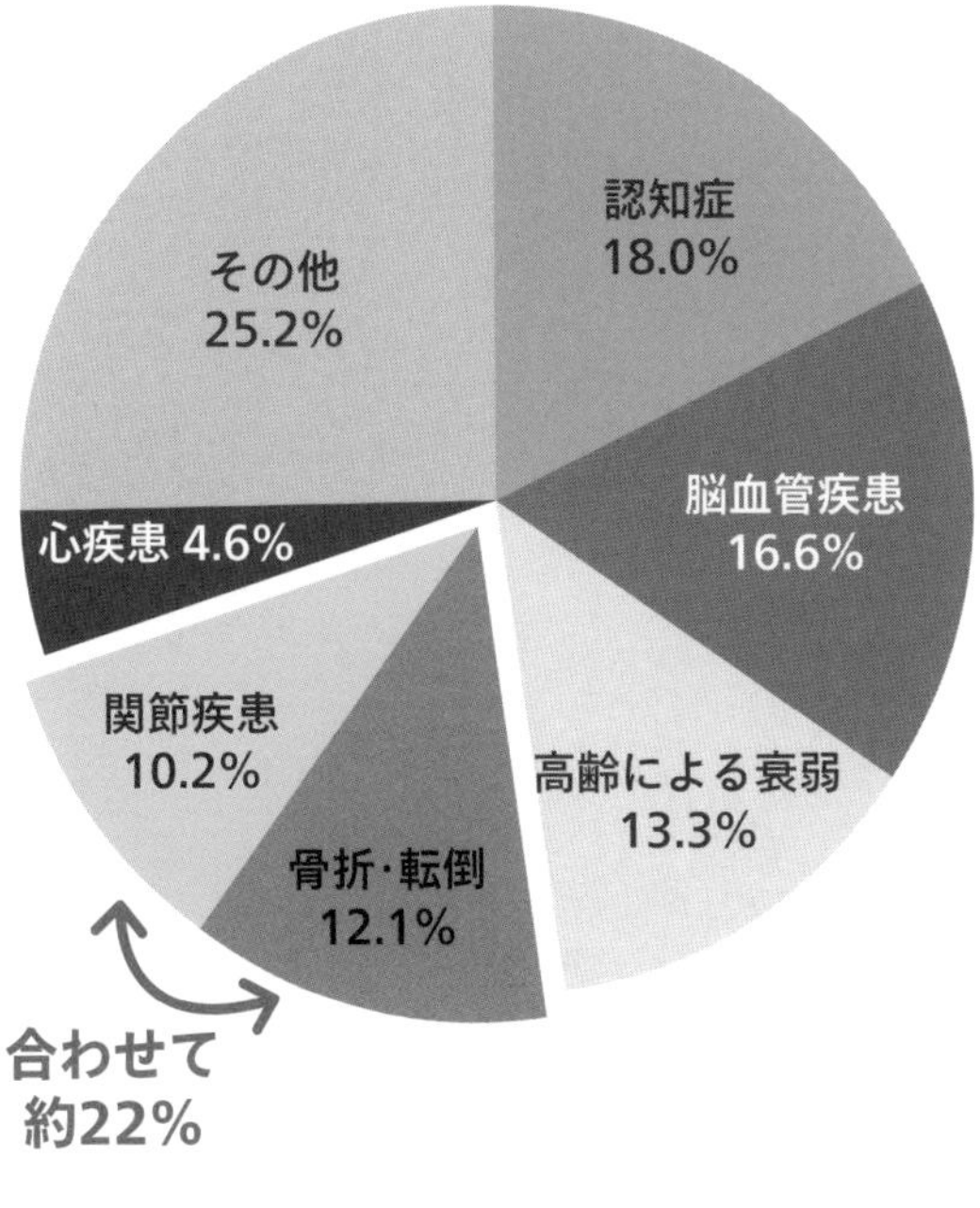

（出典：2016年国民生活基礎調査）

が多いのです。

大腿骨近位部骨折は、日本で年間約20万件も発生しています。1日当たりでは実に600件近く。この骨折を起こすと、2割の方は1年以内に亡くなってしまいます。

骨の脆《ぜい》弱《じゃく》性《せい》ってなに？

寝たきりを招く「危険な骨折」の背景にあるのは、**骨の脆《ぜい》弱《じゃく》化**です。

年を取ると筋肉が減っていくように、若いころには骨の中にみっしりと詰まっていた成分（カルシウムやたんぱく質）も徐々に減り、**骨の量**や、**骨の密度**（骨密度）が落ちてしまうのです。

その結果、自分では気がつかないうちに骨がもろくなり、ちょっとした衝撃で、ある日いきなり骨折してしまいます。

背骨などは、自分が骨折していることに気がつかない、**「いつの間にか骨折」**を起こすことも多いのです。

「骨貧乏」の元凶＝骨粗《そ》しょう症《しょう》とは？

骨の強度が下がり、骨折のリスクが高まった状態が、骨粗《そ》しょう症《しょう》です。

X線を用いた測定機器で「骨密度」を測定し、20代30代といった若年成人の平均値の70％以下まで下がっていると、骨粗しょう症と診断されます。

上の2枚の写真は、「正常な骨」と「骨粗しょう症の骨」の内部のイメージを比較したものです。

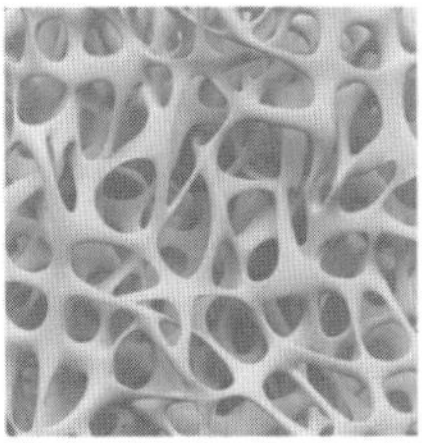

骨粗しょう症の骨

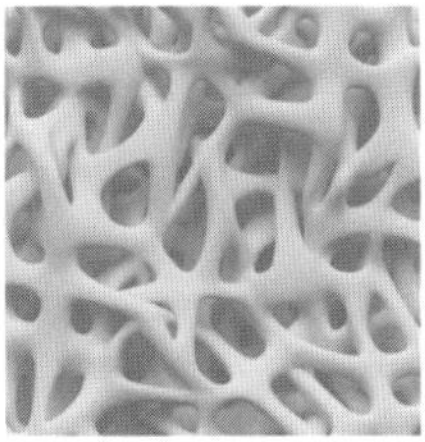

正常な骨

正常の骨
https://boneresearchsociety.org/resources/image/21/
骨粗鬆症の骨
https://boneresearchsociety.org/resources/image/6/
出典　2015-2023 Bone Research Society

寝たきりに直結する骨折が急増するのは70代以降ですが、それらは、加齢だけでなく、後述するような「骨を弱くする生活習慣」の結果としても起こってきます。

私たちの骨を弱くし、健康長寿の大敵となる骨粗しょう症を予防するには、筋トレと同じように、若いうちから「骨を強くする生活習慣」を取り入れていくことが大切なのです。

糖尿病や高血圧と同じく、骨粗しょう症になっても自覚症状はほとんどありません。自治体の骨粗しょう症検診や人間ドックなどで骨密度を測ってみて初めて骨密度が低いことが判明したり、家の中で転んだ拍子に骨が折れ、治療の際に骨粗しょう症だと指摘されるケースも少なくないのです。


骨粗しょう症の診断基準については、次ページ以下の通りです。

3つの条件のいずれかに該当すると、骨粗しょう症と診断されます。

骨の脆弱化によって折れやすい大腿骨近位部や、椎体（背骨を構成する椎骨の一部）を骨折した人は、骨密度を測るまでもなく、それだけで骨粗しょう症と診断されます。

骨粗《そ》しょう症《しょう》の診断基準

1

「椎体《ついたい》骨折」または「大腿骨近位部《だいたいこつきんいぶ》骨折」がある。

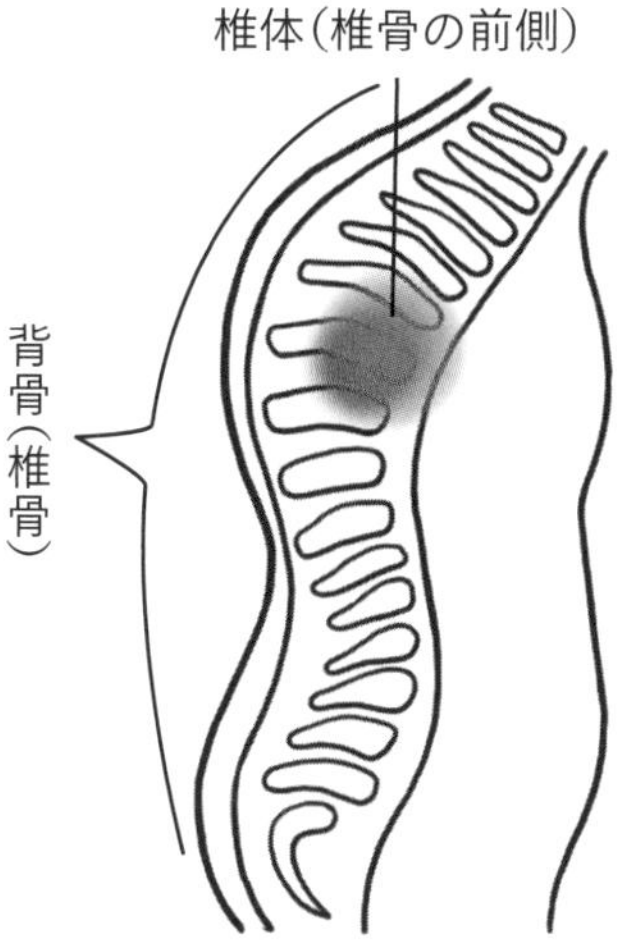

背骨の椎体骨折

※椎体：背骨を構成する椎骨のうち、前側で積み重なる円筒形の部分のこと

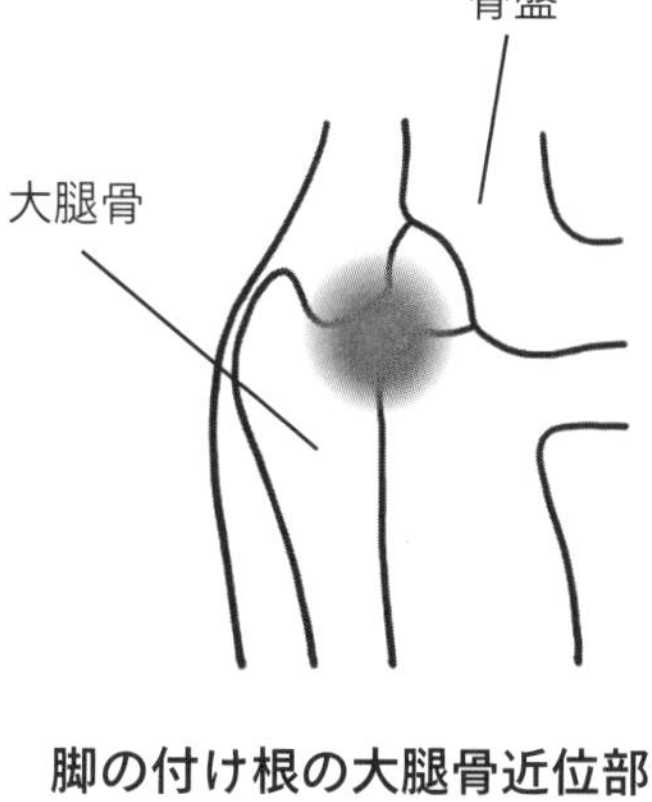

脚の付け根の大腿骨近位部骨折

2 その他の脆弱《ぜいじゃく》性骨折があり、骨密度が、若い成人（20～44歳）の平均値の80％未満。

※脆弱性骨折：立った高さからの転倒など、わずかな衝撃で発生した骨折

3 骨密度が、若い成人の平均値の70％以下。

診断を受けていない潜在的な患者も含めると、骨粗しょう症患者は国内に約1280万人いると推定されています（出典『骨粗しょう症の予防と治療ガイドライン2015年版』）。そのうち約980万人は女性です。

女性の方が骨粗しょう症になりやすいのには、もともとの骨量の少なさや、閉経によるホルモンバランスの変化が関係しています。

一方で、男性の患者も約300万人います。

男性は女性に比べて骨量が多いので、発症する時期は遅いものの、70代になると2割くらいの人が骨粗しょう症になっているといわれています。

骨の代謝とは？

では、具体的に、骨はどのように弱くなっていくのでしょうか？

私たちの骨は常に新陳代謝を繰り返し、生まれ変わっています。

骨の中にある**「破骨《はこつ》細胞」**という細胞が古い骨を溶かし（**骨吸収**）、**「骨芽《こつが》細胞」**と呼ばれる細胞が新しい骨を作ります（**骨形成**）。このプロセスを**骨代謝《こつたいしゃ》**といいます。骨の量はこの骨代謝を繰り返しながら成長とともに増加し、20歳ごろにピークに達します。その後、しばらくは維持されますが、女性は40代後半、男性は60歳ごろから徐々に低下していくのです。

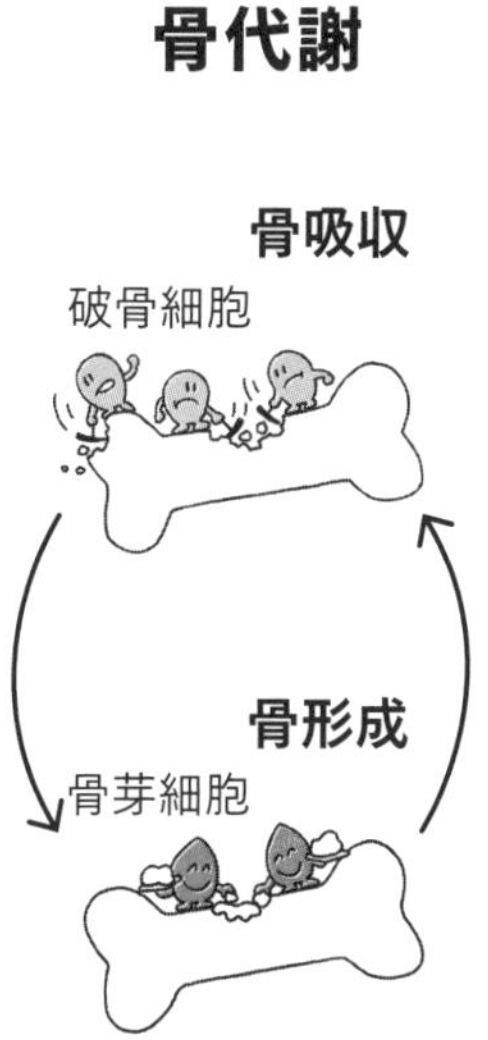

骨量の変化

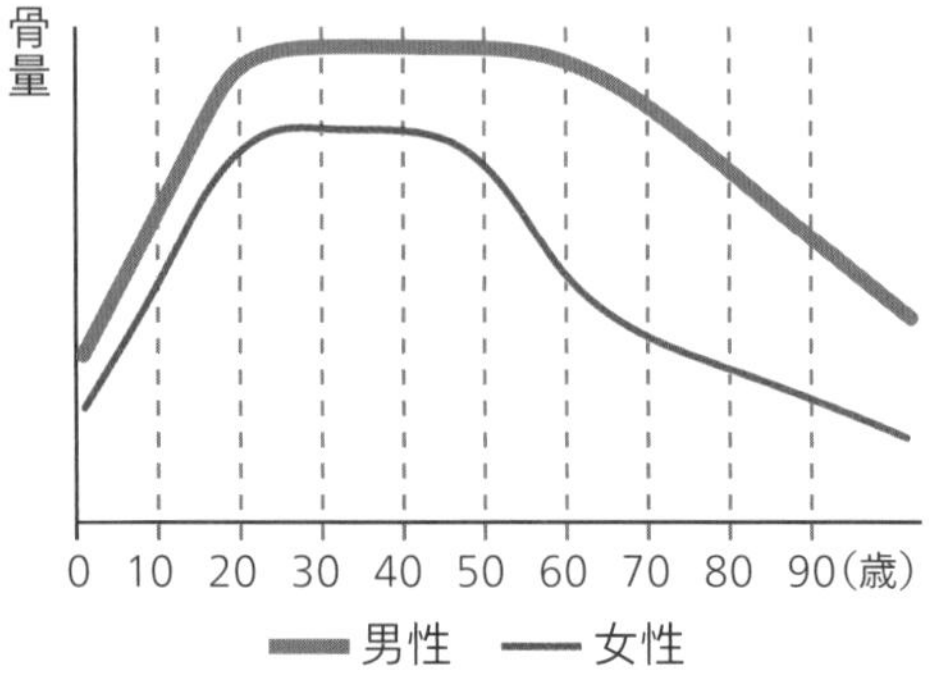

（出典：日本整形外科学会ロコモパンフレット 2015 度版）

女性の方が骨量の低下が早い原因は、閉経です。

女性ホルモン（エストロゲン）には古い骨を壊す破骨細胞の働きを抑える作用があります。ところが閉経すると女性ホルモンが減るため、破骨細胞の働きが活発になって骨吸収が進み、骨形成が追いつかなくなってしまうのです。その結果、急速に骨量が減って骨密度も下がっていきます。

一方、男性の場合は、女性ほどの急激な変化はないものの、60歳を過ぎるとやはり骨量が減っていきます。

骨粗しょう症の原因となる生活習慣とは？

骨量・骨密度は、「加齢」や「閉経」のほかに、生活習慣からも大きな影響を受けます。主なものは、「骨の材料となるカルシウムやたんぱく質などの不足」「運動不足」「低体重」「タバコ」「大量飲酒」です。

さらに「糖尿病」や「遺伝的素因」も関係しており、これらの因子を持つ人は骨粗しょう症になるリスクが高いことが、疫学研究で判明しています。

「運動不足」で骨が弱くなるのは、骨にかかる力学的ストレスが不足するからです。「無重力状態で生活する宇宙飛行士は、急速に骨密度が下がり、骨が弱くなる」という話をご存じの方も多いのではないでしょうか？

筋肉は筋トレで負荷をかけることで太くなるように、骨も、力学的なストレスを加えることで強くなっていくのです。

反対に、骨にストレスがかからない状態が続くと、骨は弱くなります。

日頃から運動習慣がない人や、寝たきりの生活をしている人は、骨に十分な負荷がかからないため、骨密度の低下のスピードが速くなるのです。

同じ理由で、「やせている」こともリスクになります。

体重が少ないと、骨にかかる負荷が少なくなるためです。

さらに、骨の半分はたんぱく質（コラーゲン）でできているので、若い女性などが無理なダイエットをして動物性食品の摂取が不足すると、たんぱく質不足となり、骨が弱くなりやすい状態となります。

アジア人女性の疫学データから考え出された「FOSTAスコア」というものがあり、〔体重（kg）－年齢（歳）〕×0・2で計算したスコアが「－《マイナス》4未満」になると、骨粗しょう症のリスクが高くなるといわれています。

やせ型の高齢女性ほど、スコアがマイナスになりやすいので要注意です。

「喫煙者」や「大量飲酒者」が骨折しやすくなることも、大規模な疫学研究から確認されています。

骨を弱くする主な要因

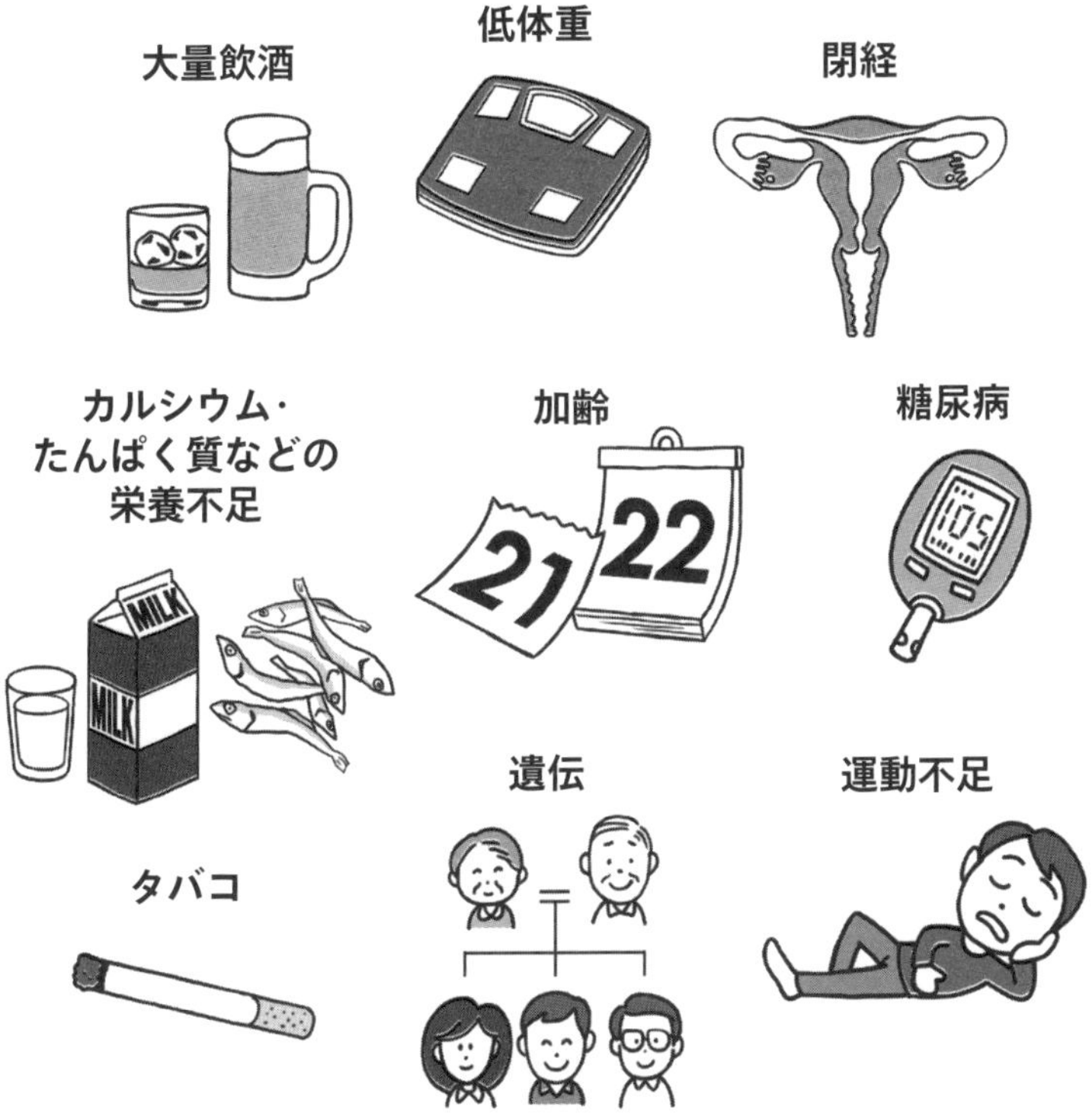
大量飲酒
低体重
閉経
カルシウム・
たんぱく質などの
栄養不足
MILK
MILK
加齢
21
22
糖尿病
105
タバコ
遺伝
運動不足

ヘビースモーカーがなりやすいCOPD（慢性閉塞性肺疾患）も、骨粗しょう症を進めます。

体中の組織で酸素が足りなくなること、そして肺で起きている慢性的な炎症が全身に影響することなどで、骨が弱くなってしまうのです。

また、手術で胃を切った人も骨粗しょう症になりやすいです。

さらに、骨粗しょう症には遺伝も関係しており、血縁者に骨粗しょう症の人がいると、本人も骨粗しょう症になりやすいことが知られています。

骨を弱くする原因「骨質《こっしつ》」ってなに？

骨を弱くする原因として、骨密度と並んでもう1つ重要なのが「**骨の質（骨質《こっしつ》）**」です。

骨の強さは
骨密度が7割、骨質が3割

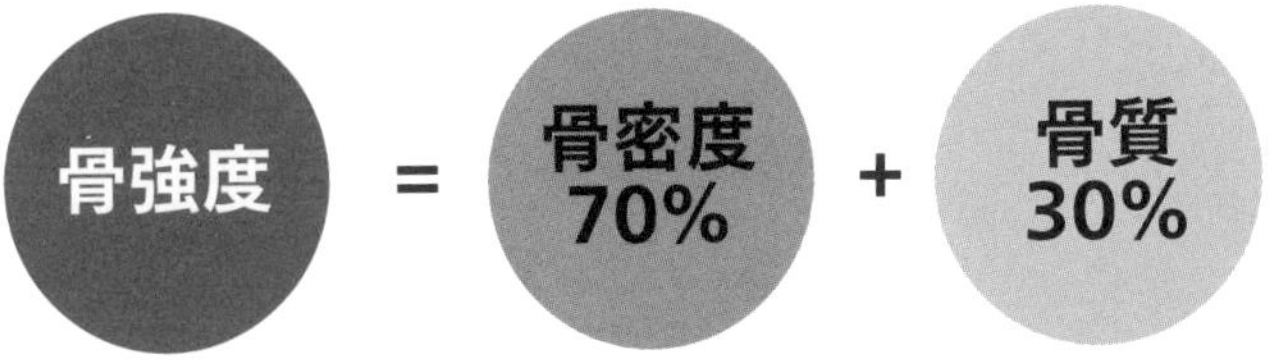

骨粗しょう症の診断基準には骨折の有無と骨密度が用いられていますが、骨の強度を決めるのは骨密度だけではありません。

米国立衛生研究所（ＮＩＨ）は２０００年に、「骨の強度は骨密度と骨質で決まる」と定義しています。その後の研究で、骨強度への寄与度は骨密度が７割、骨質が３割とされています。

骨密度は骨の中のカルシウムの量で決まりますが、骨質に深くかかわっているのは、コラーゲンです。

骨は半分が石灰質（カルシウム）、半分がたんぱく質（うち9割はコラーゲン）でできています。

骨を鉄筋コンクリートにたとえると

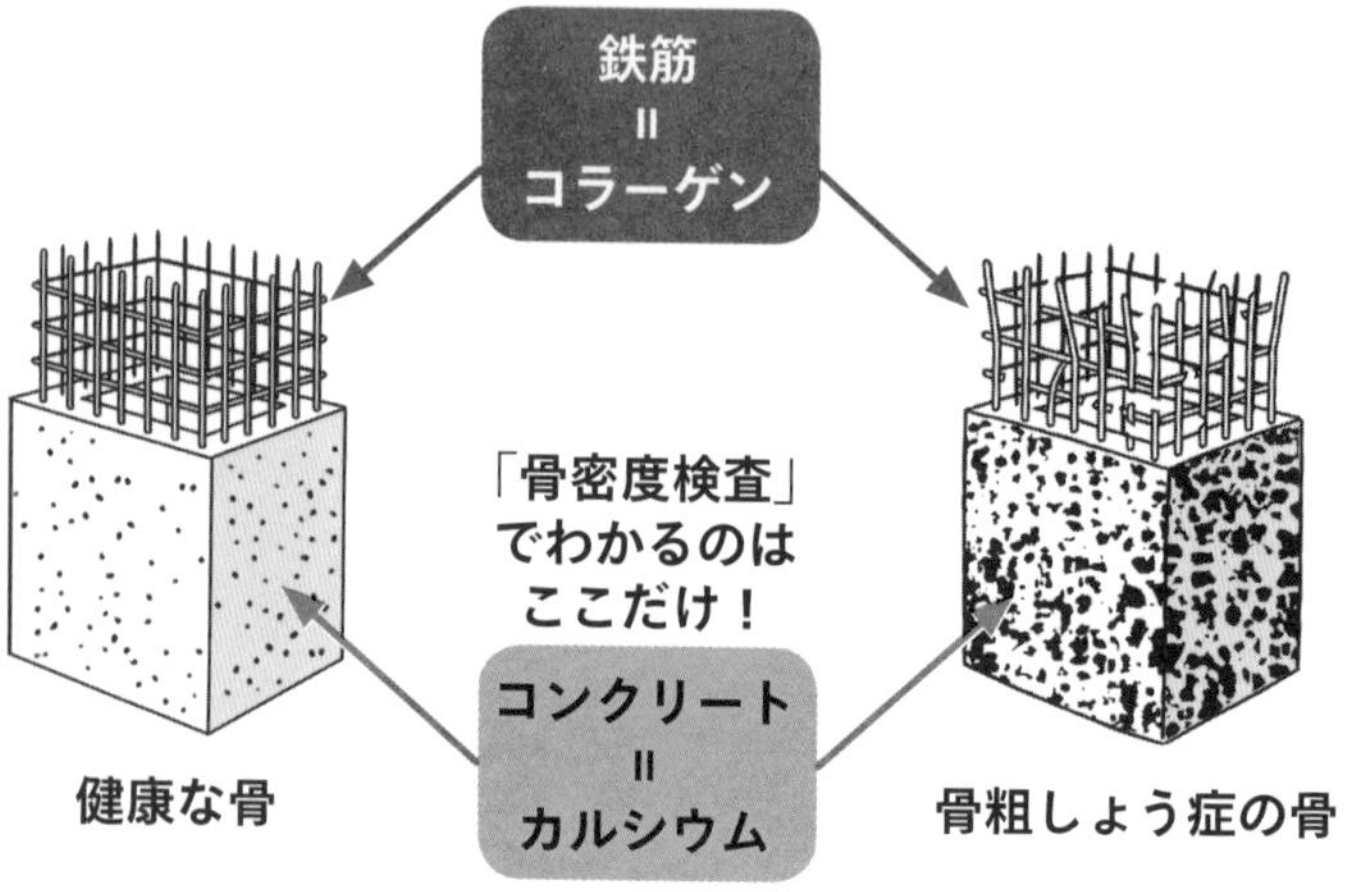

骨の構造を高層ビルにたとえると、骨の中に詰まっているカルシウムは〝コンクリート〟に相当します。一方コラーゲンは、強い線維性のたんぱく質で、〝鉄骨〟の部分に相当します。

コラーゲンは骨を支えるとともに、衝撃が加わるとたわんだりしなったりして、外力を吸収し、骨を守ります。

ところがコラーゲンの質が劣化すると、しなやかさが失われ、衝撃への耐性が低下してしまうのです。

コラーゲンの質を劣化させる大きな原因は、**糖尿病**です。

糖尿病で高血糖状態が続くと、余分な糖がたんぱく質のアミノ基と結びついて「糖化（glycation）」と呼ばれる現象が起きます。

ここで生成される、ＡＧＥｓ（advanced glycation end products＝糖化最終生成物）という物質は、全身の血管や肌の老化、認知症、白内障などに深くかかわっており、骨のコラーゲンも劣化させます。

つまり、糖尿病になると骨のコラーゲンが糖化し、硬くてもろい骨質になってしまいます。このような人は、たとえ〝コンクリート〟の密度（＝骨密度）が保たれていても、骨折しやすくなるのです。

「骨質」の低下を知るための指標はいくつか開発されていますが、まだ研究段階で、一般の医療機関では測定することができません。

普段から血糖値が高い人は、そのまま放置していると骨質が低下し、骨折リスクが高まることを意識し、血糖値を下げる努力をした方が良いと言えます。

「いつの間にか骨折」ってなに？

骨粗しょう症で（骨がもろくなって）折れる骨は、ほぼ決まっています。

具体的には、

・前述した脚の付け根あたりで大腿骨が折れる「大腿骨近位部骨折《だいたいこつきんいぶこっせつ》」

・背骨を構成している椎骨の椎体の部分がもろくなってつぶれる「椎体《ついたい》圧迫骨折」

・腕の付け根の「上腕骨近位部骨折《じょうわんこつきんいぶこっせつ》」

・手首の「橈骨遠位端骨折《とうこつえんいたんこっせつ》」

の4つです。

骨には、スポンジが硬くなったような構造の「海綿骨《かいめんこつ》」と、ギュッと詰まっていて硬い「皮質骨《ひしつこつ》」の2種があります。

このうち「海綿骨」は代謝が早く、加齢による影響を受けやすいので、年を取ると骨密度が下がりやすくなります。

骨粗しょう症で骨折が起こりやすい部位

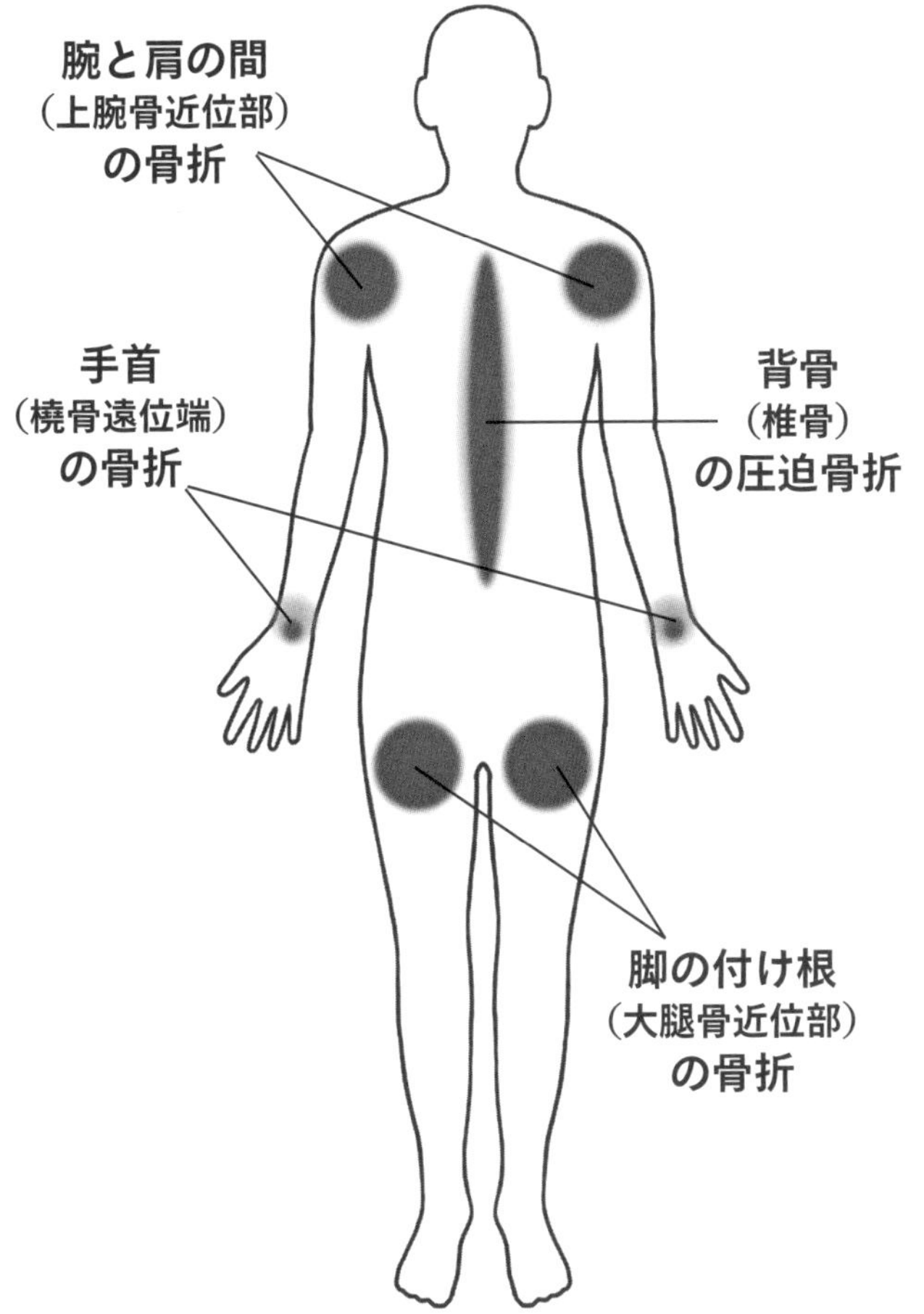

その結果、骨粗しょう症が進むと、海綿骨が多い部分が折れやすくなっていきます。それが前ページの図に示された部位なのです。

背骨の椎体がつぶれる「圧迫骨折」も、「海綿骨」の割合が多いことによって起こります。

通常は、転んで尻もちをついたり、不意に重いものを持ったりした際に起き、強い腰痛や背中の痛みを生じます。ところが骨がもろくなると、特段のきっかけがなくても圧迫骨折を起こすことがあります。

圧迫骨折は、痛みを感じず、いつの間にか折れていることも多いため、本人も周りもなかなか気づきません。

それでいて、圧迫骨折を1つ起こすと、次にまた圧迫骨折を起こす確率が2倍以上になることがわかっています。そうして骨折を繰り返すことで、寝たきりへとつながっていくのです。

椎体の圧迫骨折は60代、70代と年齢が上がるほど増えていきます。70代の人が10年間に椎体圧迫骨折を起こす割合は、男性で11%、女性で22%という報告もあります。

大腿骨の付け根の構造

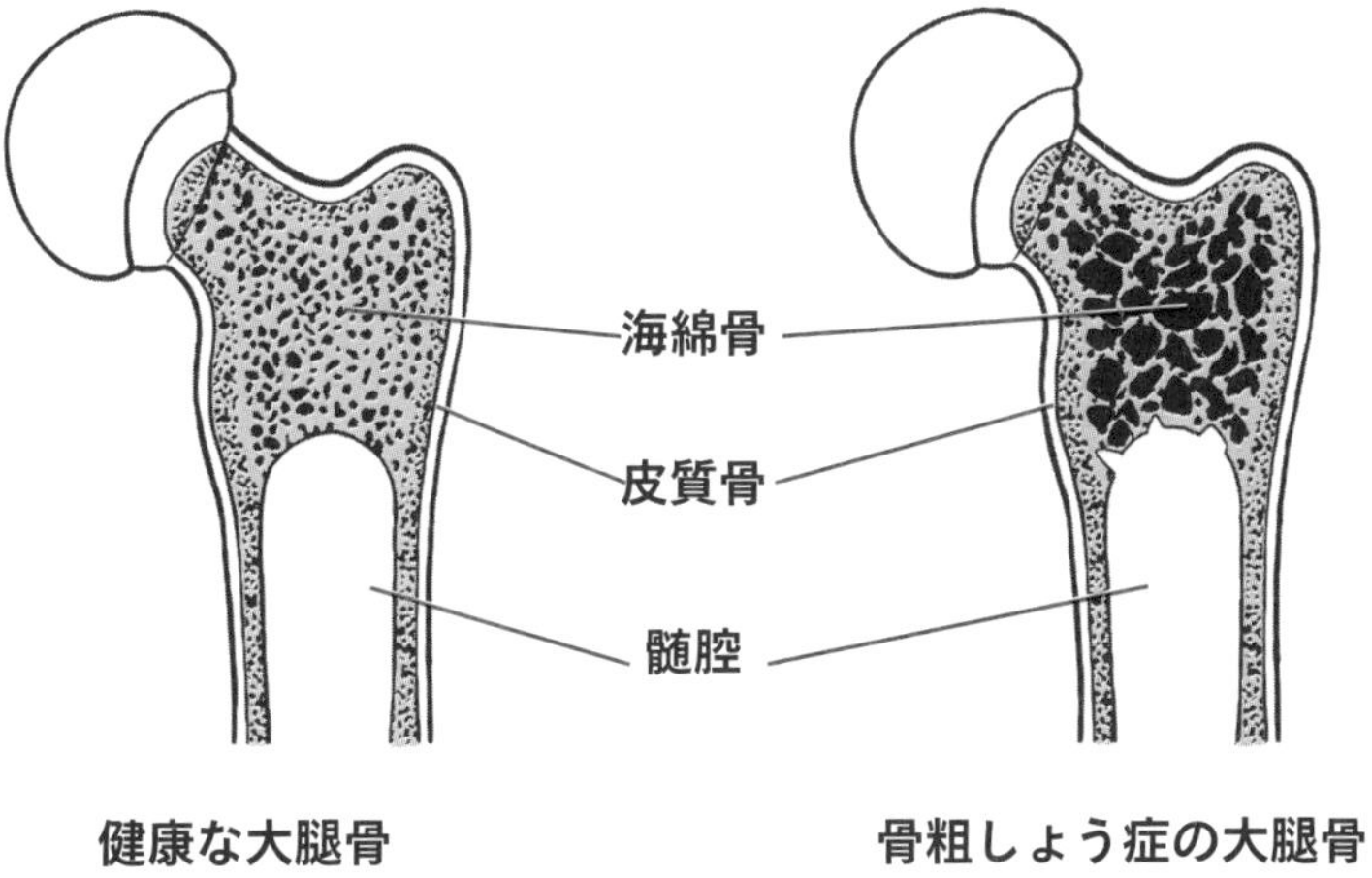

大腿骨の付け根の部分の断面。骨頭や頸部といった端の部分は、海綿骨を薄い皮質骨が覆っている（左）。海綿骨は代謝回転が速いため、閉経や加齢の影響を受けやすく、骨密度が下がって骨が弱くなりやすい（右）。

原図 (C) Teguh Mujiono-123RF

「骨貧乏」にならないためにまずセルフチェック

ここまで読んでいただき、自分にどのくらい骨折のリスクがあるかが気になってきた方も多いと思います。

骨密度を測ったことがなくても、自分の骨折リスクを知る簡単な方法があります。

1つは、WHO（世界保健機関）がインターネット上に公開している、FRAXという「骨折リスク評価ツール」（日本語版 https://www.jpof.or.jp/osteoporosis/selfcheck/frax.html）を利用することです。

年齢、体重、喫煙の有無など、いくつかの質問に答えるだけで「今後10年以内に骨折する確率」を計算してくれます。

主要な骨粗しょう症性骨折の確率が15％以上になったら要注意なので、その場合は医療機関で診察を受けてください。

このほか、骨粗しょう症財団のホームページに掲載されている「骨の健康度チェック」というものもあります。左ページに示した13項目の質問に答え、10点以上になっ

骨の健康度チェック

1	牛乳・乳製品をあまりとらない	2点
2	小魚、豆腐をあまり食べない	2点
3	タバコをよく吸う	2点
4	お酒はよく飲む方だ	1点
5	天気のいい日でも、 あまり外に出ない	2点
6	体を動かすことが少ない	4点
7	最近、背が縮んだような気がする	6点
8	最近、背中が丸くなり、 腰が曲がってきた気がする	6点
9	ちょっとしたことで骨折した	10点
10	体格はどちらかと言えば細身だ	2点
11	家族に「骨粗しょう症」と 診断された人がいる	2点
12	糖尿病や、消化管の手術を 受けたことがある	2点
13	(女性) 閉経を迎えた (男性) 70歳以上である	4点

たら骨が弱くなっている可能性があるため、医療機関の受診を勧めています。
2点以下であれば今のところ心配はありませんが、3点以上になると骨が弱くなっている可能性があるので、生活習慣を見直しましょう。

合計点が……

2点以下	今は心配ないと考えられます。これからも骨の健康を維持しましょう。改善できる生活習慣があれば、改善しましょう。
3点以上	骨が弱くなる可能性があります。気をつけましょう。
6点以上	骨が弱くなる危険性があります。注意しましょう。
10点以上	骨が弱くなっていると考えられます。一度医師の診察を受けてみてはいかがですか。

（出典：骨粗しょう症財団ホームページ、考案：原宿リハビリテーション病院名誉院長・林泰史氏）

こうしたセルフチェックの結果にかかわらず、女性は閉経後、男性は60歳を過ぎたら一度は骨密度を調べおいた方がいいでしょう。

そこで極端に低かった人は、将来の骨折を防ぐため、骨粗しょう症の薬を飲むべきです。

一度調べて問題がなくても、骨の劣化はひそかに進むので、2～3年後にもう一度検査して、大きく減る傾向にあるかどうかを確認しておきましょう。

第2章

「骨リッチ」になるための心構え

日本は今まで経験したことがない、超高齢社会を迎えています。

寿命を迎えるまで、自分の足で歩いて自立した生活がしたい。

誰もがそう考えるでしょう。

それに伴い、治療する側の医師の間でもさまざまな学会でどのようにすれば一番よい治療ができるかが議論されています。

そして、さまざまな発表がされて新しい概念が生まれてきています。


それがこれから紹介する、**フレイル・ロコモ・サルコペニア**です。


これらの概念は最近、テレビや新聞で目にすることも多くなってきています。

「骨リッチ」になるために必要な第一歩。

それは、「フレイル」「ロコモ」「サルコペニア」の概念を理解することなのです。

「フレイル」「ロコモ」「サルコペニア」とは

２０２０年のわが国の高齢化率は28・7％で、２０４０年には35・３％に達すると見込まれています。こうした状況においては、健康寿命をいかに延伸するか、言い換えれば要介護化をいかに予防するかが問われており、**フレイル、ロコモ、サルコペニア**、これら3つの考え方は、そのキーワードとして挙げられます。

実際にフレイル該当者の要介護リスクは4・6倍、ロコモ度3該当者の要介護リスクは3・6倍という報告があります。また令和元年の厚生労働省が行った国民生活の基礎調査では、介護が必要となった原因疾患として、骨折・転倒が第4位、関節疾患が第5位であり、両者を合わせると第1位の認知症を優にしのいでいます。

フレイルとは、〝frailty〟の日本語訳です。要介護の前段階で、**身体的問題のみでなく、精神・心理的問題や社会的問題も含め、高齢期の問題を包括的に捉えた概念**です。

これは日本老年医学会が提唱した用語で、「加齢に伴う予備能力低下のため、ストレスに対する回復力が低下した脆弱な状態」を表します。

欧米において frailty は、加齢により身体的脆弱性のみならず精神心理的脆弱性や社会的脆弱性などの多面的な問題を抱えやすく、身体障害、自立困難、転倒、死亡を含む健康障害を招きやすいハイリスクな状態であり、要介護状態に至る前段階として位置づけています。つまり、この段階で適切な治療や介入が行われれば、健常あるいは、健常に近い状態に戻れる reversible（可逆的）な状態であると言えます。

フレイルは、このように多面的な問題を含有してはいますが、これらの中で身体的な要素の占める割合は大きいのです。

日本整形外科学会が提唱しているのが**ロコモティブシンドローム**（略称：**ロコモ**）です。日本語では「運動器症候群」といい、骨や筋肉、関節など運動器の衰えにより、立つ、歩く、走る、座るなどの移動機能に支障をきたした状態をいいます。

ロコモとフレイルの相互関係としては、概念上ではロコモはフレイルの一部ですが、実際にはフレイルがロコモの一部であり、ロコモ度が進むとフレイルになることが、国立長寿医療研究センターの「ロコモフレイル外来」受診者対象の研究結果からも推察されています。

サルコペニア（筋肉減少症）は、欧米の老年医学界において、加齢に伴う骨格筋の減少に着目した研究の中で発展してきた概念です。ギリシア語で「筋肉」を表すサルクス（sarx）と、「減少・喪失」を意味するペニア（penia）を組み合わせたもので、１９８９年にRosenbergが最初に用いたのが始まりです。

具体的には、高齢になるに伴い、筋肉の量が減少していく老化現象のことを指します。25〜30歳頃から進行が始まり、生涯を通して進行します。

身体的問題の占める割合が大きく、運動器疾患が原因となる場合も多くあります。骨格筋に関する加齢による減弱が「サルコペニア」として近年非常に注目されており、ロコモの要素にも含まれています。

サルコペニアは、フレイルの悪循環形成をする主要因であり、フレイルの予防には、サルコペニアの対策が重要です。

フレイルの診断

フレイルの診断方法には統一された基準はありませんが、評価法としてFried の基準や多面的評価の基本チェックリストが用いられます。

世界的に最も用いられるのは、Fried らの phenotype model（表現型モデル）にもとづくCardiovascular Health Study 基準（ＣＨＳ基準）です。①体重の減少、②倦怠感（疲れやすさ）、③活動性の低下、④筋力の低下、⑤歩行速度の低下の５つの徴候のうち1～２つに該当する場合を「プレフレイル」、３つ以上に該当する場合を「フレイル」とし、いずれにも該当しない場合を「ロバスト（壮健）」と、３つのカテゴリーに分類します。

日本では２００６年から、近い将来フレイルとなる高齢者を早期に発見して支援を行う介護支援事業の生活機能評価でフレイルの身体的、精神的、社会的側面を含む項目をチェックできる基本チェックリスト（44～45ページ）が使用され、その中の質問を取り入れた日本版ＣＨＳ（Ｊ―ＣＨＳ）基準（次ページ）が提唱されています。

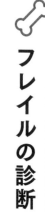

2020年改定 日本版CHS基準
（改定J-CHS基準）

項目	評価基準
体重減少	６カ月で２kg 以上の（意図しない） 体重減少
筋力低下	握力：男性＜ 28kg、女性＜ 18kg
疲労感	（ここ２週間）わけもなく 疲れたような感じがする
歩行速度	通常歩行速度＜ 1.0m/ 秒
身体活動	①軽い運動・体操をしていますか？ ②定期的な運動・スポーツをしていますか？ 上記の２つのいずれも 「週に１回もしていない」と回答

３項目以上に該当：フレイル
１～２項目に該当：プレフレイル
該当なし：ロバスト（壮健・健常）

※出典：
「Satake S, et al. Geriatr Gerontol Int. 2020; 20(10): 992-993.」をもとに作成

フレイル基本チェックリスト

№	質問事項	回答(いずれかに○をつける)	
1	バスや電車で1人で外出していますか	0. はい	1. いいえ
2	日用品の買い物をしていますか	0. はい	1. いいえ
3	預貯金の出し入れをしていますか	0. はい	1. いいえ
4	友人の家を訪ねていますか	0. はい	1. いいえ
5	家族や友人の相談にのっていますか	0. はい	1. いいえ
6	階段を手すりや壁をつたわらずに昇っていますか	0. はい	1. いいえ
7	椅子に座った状態から何もつかまらずに立ち上がっていますか	0. はい	1. いいえ
8	15分間位続けて歩いていますか	0. はい	1. いいえ
9	この1年間に転んだことがありますか	1. はい	0. いいえ
10	転倒に対する不安は大きいですか	1. はい	0. いいえ
11	6ヶ月間で2~3kg以上の体重減少はありましたか	1. はい	0. いいえ
12	身長(　　　　cm)　体重(　　　　kg) BMI 18.5未満なら「はい」に該当 *BMI(=体重(kg)÷身長(m)÷身長(m))	1. はい	0. いいえ
13	半年前に比べて堅いものが食べにくくなりましたか	1. はい	0. いいえ
14	お茶や汁物等でむせることがありますか	1. はい	0. いいえ
15	口の渇きが気になりますか	1. はい	0.いいえ
16	週に1回以上は外出していますか	0. はい	1. いいえ
17	昨年と比べて外出の回数が減っていますか	1. はい	0. いいえ
18	周りの人から「いつも同じ事を聞く」などの物忘れがあると言われますか	1. はい	0. いいえ
19	自分で電話番号を調べて、電話をかけることをしていますか	0. はい	1. いいえ
20	今日が何月何日かわからない時がありますか	1. はい	0. いいえ
21	(ここ2週間)毎日の生活に充実感がない	1. はい	0. いいえ
22	(ここ2週間)これまで楽しんでやれていたことが楽しめなくなった	1. はい	0. いいえ
23	(ここ2週間)以前は楽にできていたことが今ではおっくうに感じられる	1. はい	0. いいえ
24	(ここ2週間)自分が役に立つ人間だと思えない	1. はい	0. いいえ
25	(ここ2週間)わけもなく疲れたような感じがする	1. はい	0. いいえ

6～10 ＝運動　11～12 ＝栄養　13～15 ＝口腔　16～17 ＝閉じこもり
18～20 ＝認知症　21～25 ＝うつ

基本チェックリストでは、以下の１から４までのいずれかに該当する場合に介護支援事業の対象の候補となります。

1.　1から20までの項目のうち10項目以上に該当する者

2.　6から10までの5項目のうち3項目以上に該当する者

3.　11及び12の2項目すべてに該当する者

4.　13から15までの3項目のうち2項目以上に該当する者

※厚生労働省の資料をもとに作成

フレイルの危険因子と予後

フレイルは高齢者のさまざまな健康障害に関連することが、多くの調査により明らかにされています。

危険因子としては、生活習慣（運動不足や偏った食事など）、身体的な因子（全身の痛み、難聴、ポリファーマシー、ビタミンD不足など）、各種疾患（生活習慣病、心血管疾患など）、心理的因子（抑うつ、意欲低下など）、環境因子（配偶者のフレイルなど）が挙げられます。

フレイルの主要な結果には、要介護状態、施設入所、認知症、転倒・骨折、術後合併症、死亡などがあり、いずれの発生もフレイルと関連しています。

さらに、生活習慣病、心血管疾患などの発症、ポリファーマシー（さまざまな種類の内服薬を服用する）などは、フレイルによって起こることでもありますが、その原因にもなりえるのです。

コラム

骨粗しょう症・骨粗しょう症性骨折におけるフレイル

フレイルは骨粗しょう症や骨折リスクと関連していることが示唆されています。

骨粗しょう症の有病率とフレイルの関連についての報告では、ブラジルでの都市在住の高齢者 385 名を対象とした研究で、Fried の基準でフレイルの判定をし、非フレイルで 16.4% であったのに対し、プレフレイルでは 21.5%、フレイルでは 42.9% と高かったことが報告されています。

日本でも ROAD（research on osteoporosis/osteoarthritis against disability）study にて、60 歳以上の男女 1,083 名（男性 372 名、女性 711 名）を対象に Fried の基準を用いて判定し、非フレイルでは骨粗しょう症の有病率 が 21.3%、プレフレイルでは 38.7%、フレイルでは 50.8% と有意な（= 偶然とは考えにくく、意味のある）差があったと報告されています。

また縦断解析においても、4 年後のフレイルの発生への骨粗しょう症の有無による影響について、749 名（男性 248 名、女性 501 名）を対象に調べられ、4 年後にフレイルになった人は 44.1% が骨粗しょう症があったのに対して、フレイルにならなかった人は 18.3% と有意差があり、4 年後のフレイルの発症に対して骨粗しょう症は有意な予測因子（オッズ比 3.07［95%CI: 1.26~7.36］）であったと報告されています。
さらに、骨粗しょう症性骨折とフレイルの関連に関しては、6 つの研究をあわせた地域在住高齢者 96,564 人を対象としたシステマティックレビュー、メタ解析で、フレイルとプレフレイルにおいて、将来の骨折を発症するオッズ比は、それぞれ 1.70（95%CI: 1.34~2.15）、1.31（95%CI: 1.18~1.46）、ハザード比はそれぞれ 1.57（95%CI: 1.31~1.89）、1.30（95%CI: 1.12~1.51）と、いずれも有意な差がありました。

また椎体骨折例の中で、フレイルである人は壮健者に比べ障害の程度が有意に高く、QOL（quality of life）が低く、さらに BMI（body mass index）が低い人、3 つ以上骨折のある人はフレイルであるオッズが有意に高かったとし、フレイルと椎体骨折（症状の重篤さ、椎体骨折による障害の強さ）に有意な関連が認められました。

そして、**フレイルは椎体骨折の原因でもあり結果でもある**と報告しています。

コラム

骨粗しょう症以外の疾患とフレイルの関連

変形性関節症については、男性高齢者で、X 線上の変形性股関節症または人工股関節置換術 THA（total hip arthroplasty）が施行されている人がフレイルであるリスクは、そうではない人に比べて横断的にみてリスクが 1.44 倍であり、縦断的にフレイルとなるリスクも 1.27 倍であったとの米国の報告や、イタリアで質問紙での変形性関節症（osteoarthritis, OA）の有無について、フレイルの程度によって 12 年後の生命予後を比べ、OA の有無で予後に差はないものの、OA があると、生命予後に与えるフレイルの影響が大きくなると報告されています。また、米国の 2 つの大規模な多施設研究において、膝 OA とフレイルの関連を調べた報告では、横断解析にて X 線上の膝 OA がある人では、ない人と比べフレイルの頻度が高く（4.39%vs2.77%:PR1.60［1.07、2.39］）、症状のある膝 OA ではそうでない人に比べフレイルの頻度が高く（5.88% vs2.79%:PR1.92［1.35、2.74］）、縦断解析においては、フレイルを発生するリスクは X 線上の膝 OA がある人では、ない人と比べ高く（4.73%vs2.50%:RR1.45［0.91、2.30］）、症状のある膝 OA ではそうでない人に比べ高かった（6.30%vs2.83% :RR1.66［1.11、2.48］）とされ、膝 OA とフレイルの関係が示されました。

またヨーロッパ 6 カ国で行われた調査で OA とフレイルの関係を調べた調査において、手、膝、股関節のいずれかに OA があると、OA がない場合に比べ、プレフレイルのオッズ比は 1.54（CI: 1.24~1.91）であり、フレイルは 2.96 でした（CI: 2.11~4.16）。そして股関節に OA がある場合のオッズ比が最も高く 4.41（OR: 4.41: 95% CI: 1.41~13.82）であり、OA とフレイルの関連は罹患関節数が増えるほど強くなり、手、膝関節、股関節の 3 つの部位すべてに OA がある場合、フレイルのオッズ比は 8.95（2.83~28.39）であったと報告されています。

また、関節リウマチとフレイルの関連について、多田らは、関節リウマチ患者のうちフレイルであった割合が 13~24%、プレフレイルが 30~70% であったと、他の研究者の報告と併せて紹介し、また疾患活動性 が高いほどフレイルである割合が高かったと報告しています。

サルコペニアの診断

サルコペニアが提唱された当初は、骨格筋量のみに注目する研究が多く行われましたが、次第に骨格筋量減少に伴う筋力低下や身体機能低下の意義が重視されるようになり、２０１０年にはＥＷＧＳＯＰ（European working group on sarcopenia in old people）のコンセンサス（公的声明）で、筋量（skeletal muscle mass index, ＳＭＩ）、筋力（握力）、身体機能（歩行速度）の３つによりサルコペニアの判定をすることが提唱されました。その後、アジアでの診断アルゴリズムが発表され、近年両者とも改訂がなされました。ＥＷＧＳＯＰ２では、筋肉の量ばかりでなく質についても評価することが提唱されています。

厚生労働省のサイト（https://www.e-healthnet.mhlw.go.jp/information/dictionary/exercise/ys-087.html）には、次のように記されています。

「サルコペニアは筋肉の量が減少していく老化現象のことです。25～30歳頃から進行が始まり生涯を通して進行します。

筋線維数と筋横断面積の減少が同時に進んでいきます。主に不活動が原因と考えられていますが、そのメカニズムはまだ完全には判明していません。サルコペニアは、広背筋《こうはいきん》・腹筋・膝伸筋群《しっしんきんぐん》・臀筋群《でんきんぐん》などの抗重力筋《こうじゅうりょくきん》（著者注・地球の重力に対して姿勢を保持するために働く筋肉）において多く見られるため、立ち上がりや歩行がだんだんと億劫になり、放置すると歩行困難にもなってしまうことから、老人の活動能力の低下の大きな原因となっています」。

サルコペニアかどうかを知るには

２０１９年、アジア各国よりサルコペニアの研究者が集まり、サルコペニアの診断方法について話し合いました。そこから報告されたのが、Asian Working Group for Sarcopenia 2019（ＡＷＧＳ２０１９）です※1。

実は、２０１４年にもこのアジアのサルコペニアワーキンググループよりサルコペニアの診断方法が報告されており※2、ＡＷＧＳ２０１９はその改訂版ということになります。

※1　Chen LK, Woo J, Assantachai P, Auyeung TW, et al. Asian Working Group for Sarcopenia: 2019 Consensus Update on Sarcopenia Diagnosis and Treatment.J Am Med Dir Assoc. 2020 Feb 4. pii: S1525-8610（19）30872-2. [Epub ahead of print]

※2　Chen LK, Liu LK, Woo J, Assantachai P, et al. Sarcopenia in Asia: consensus report of the Asian Working Group for Sarcopenia.J Am Med Dir Assoc. 2014 Feb;15（2）:95-101. doi: 10.1016/j.jamda.2013.11.025.

AWGS 2019サルコペニア／診断基準

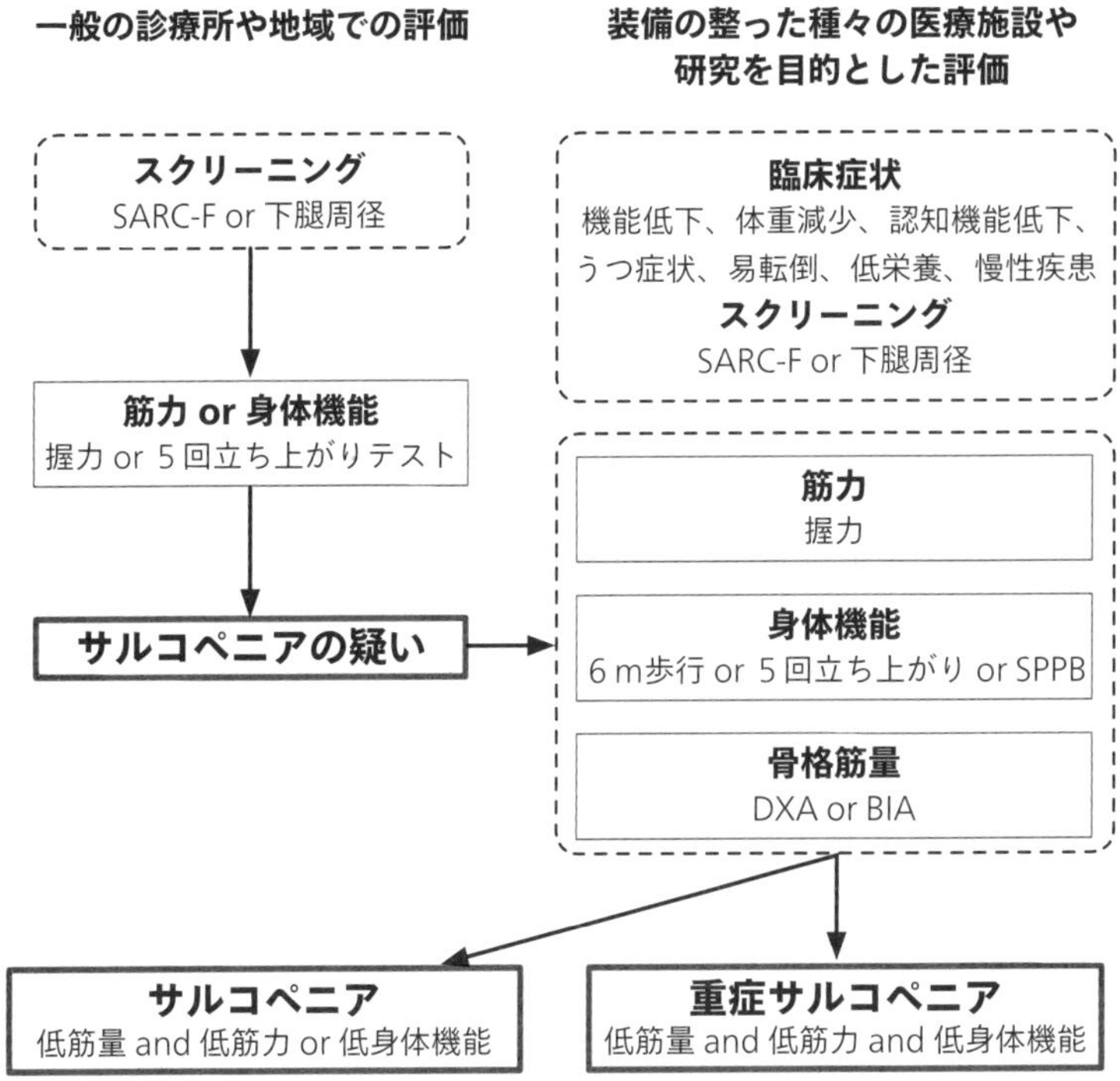

	男性	女性
握力	＜28kg	＜18kg
5回椅子立ち上がり	≧12sec	
歩行速度	＜1.0m/sec	
SPPB	≦9	
SMI（BIA） （DXA）	$<7.0kg/m^2$ $<7.0kg/m^2$	$<5.7kg/m^2$ $<5.4kg/m^2$

SMI＝両腕脚筋肉量（kg）／身長（m）^{2}

サルコペニアの研究は、他の疾病と比較するとまだ歴史が浅く、日々様々な知見が報告されています。そのため、今後も診断方法については、最新の研究成果にもとづきながら定期的に見直されるものと思います。

現在、日本サルコペニア・フレイル学会でも推奨しているのがＡＷＧＳ２０１９にもとづいたサルコペニア診断です。この基準では、サルコペニアを筋肉の力、機能、量という3つの指標によって判定します。

筋肉の力、筋力は握力で判定します。筋肉の機能は、歩行速度、5回椅子立ち上がりテスト、Short physical Performance Battery（ＳＰＰＢ）のいずれかで判定します。筋肉の量は生体電気インピーダンス法（ＢＩＡ法）もしくは二重エネルギーX線吸収法（ＤＸＡ法）という2種類の方法によって計測することができます。これらの方法によって両腕両脚の筋肉量を算出し、この腕脚の筋肉量を身長の2乗で割って補正した値を骨格筋指数（ＳＭＩ）と呼びます。

サルコペニアの判定には、筋肉の量が低下していることが必須条件となり、筋肉の力と機能のいずれかが低下している場合にサルコペニア、両方ともに低下している場合に重症サルコペニアと判定します。

サルコペニア度診断

「指輪っかテスト」で簡単にセルフチェックできます

サルコペニアは、ふくらはぎ周囲の長さを測る「指輪っかテスト」という簡単な検査法により、自分でチェックすることができます（やり方を次ページで解説しています）。

指輪っかテストでは、体格にある程度比例する手の大きさを用いることで、ふくらはぎの筋肉量が体格に比べて維持されているかを自己評価できます。

ふくらはぎの一番太い部分が、両手の親指と人差し指で作った輪よりも小さくすき間ができれば、サルコペニアの危険度や発症リスクが高い可能性があります。

日本の高齢者を対象とした研究では、指輪っかテストですき間ができる方は、サルコペニアの有病率が高くなることがわかっています。すき間ができる方では、サルコペニアの危険度が６・６倍多く含まれ、２年間で新たにサルコペニアを発症するリスクが３・４倍高くなる結果が示されています。

指輪っかテスト

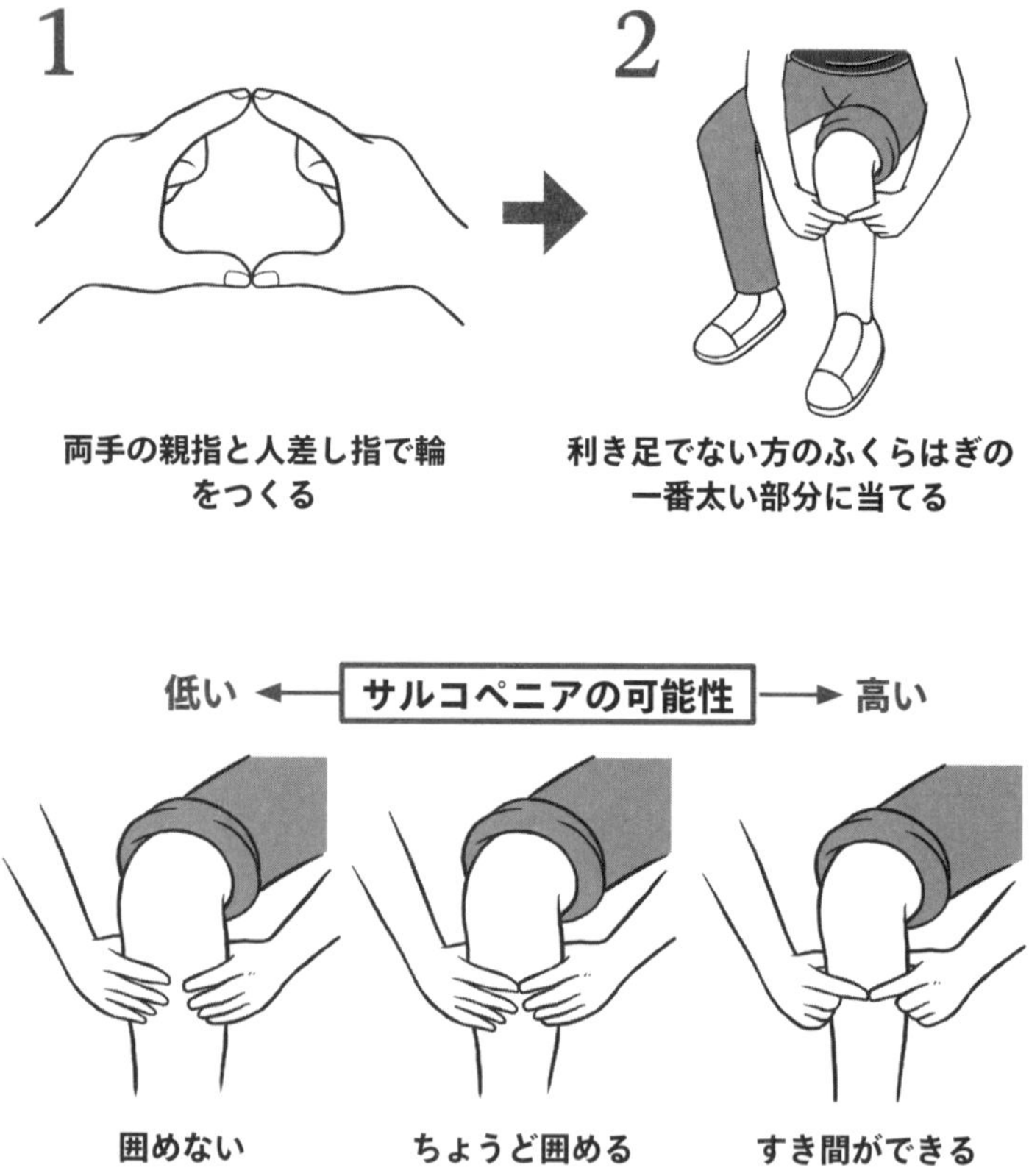

※ Tanaka T et al.: Geriatr Gerontol Int 2018; 18(2): 224-232 より作成

指輪っかテストと
サルコペニアのリスク

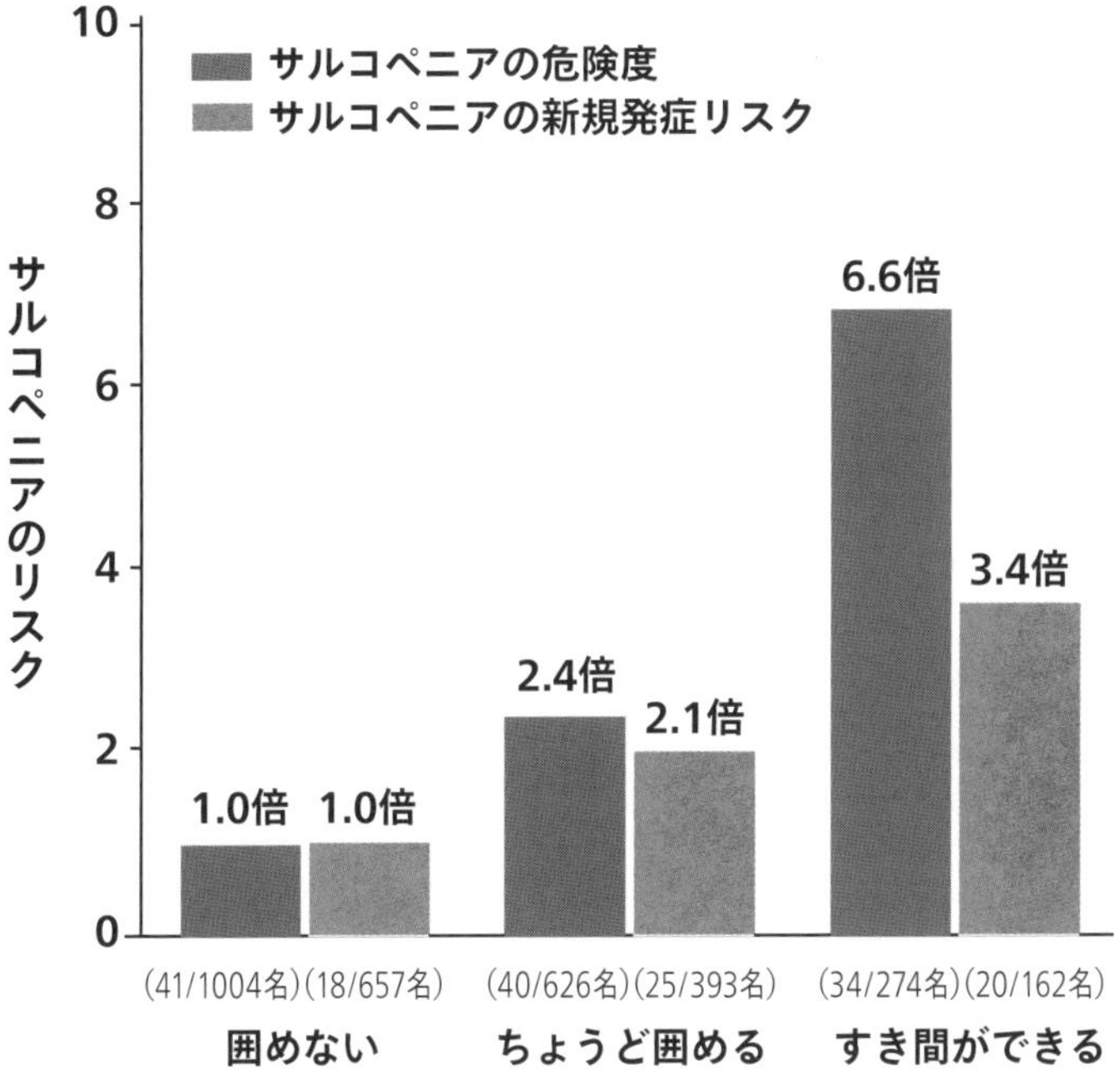

※ Tanaka T et al.: Geriatr Gerontol Int 2018; 18(2): 224-232 より作成

その他のサルコペニアのセルフチェック方法

開眼片脚立位・5回立ち座りテスト

サルコペニアを自分でチェックする簡単な検査法として、開眼片脚立位テストや5回立ち座りテストがあります。開眼片脚立位テストでは、いずれか片側でも8秒未満となった場合、5回立ち座りテストでは10秒以上となった場合に筋肉の機能が低下している可能性が高いと考えられています。

イレブン・チェック

食事や運動、社会参加に関連する11の質問項目からサルコペニアをセルフチェックできます。約1～2分でできますので、ぜひテストを受けてみてください。

【エーザイの肝疾患サポートサイト】
サルコペニアのセルフチェック法～イレブン・チェック～
https://patients.eisai.jp/kanshikkan-support/exercise/sarcopenia-elevencheck.html

開眼片脚立位テスト／5回立ち座りテスト

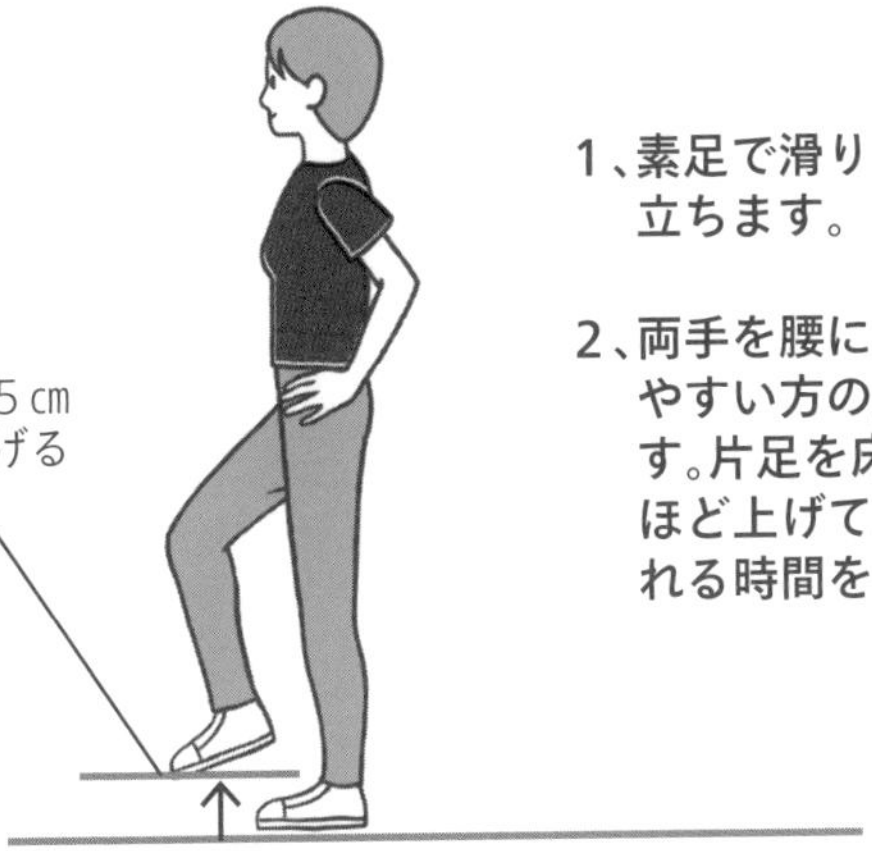

1、素足で滑りにくい床に立ちます。

2、両手を腰に当て、立ちやすい方の足で立ちます。片足を床から５㎝ほど上げて立っていられる時間を測ります。

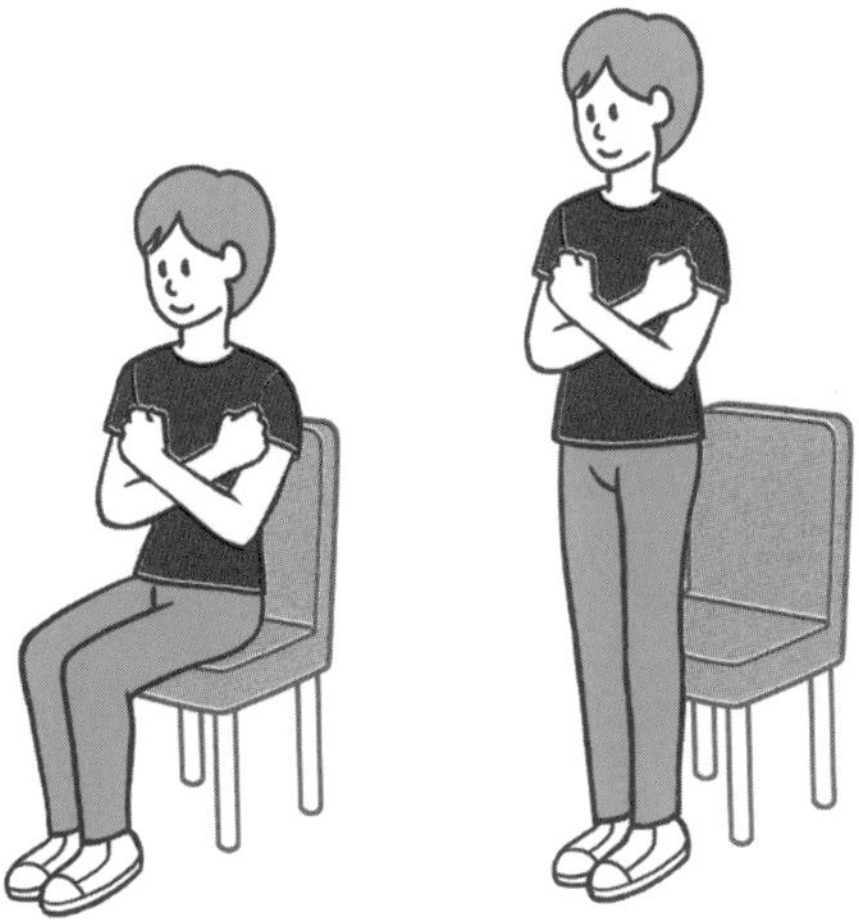

1、ひじ掛けのない椅子に座り、両手を交差して胸に当て、足は肩幅程度に開きます。

2、椅子に座った状態から、立ち座り動作を５回繰り返して、立ち上がるのに要した時間を測ります。

握力が低下していませんか？

先ほどお話ししたAWGS2019では、サルコペニアの診断基準として**握力**の項目があります。**男性で28kg未満、女性で18kg未満の方はサルコペニア予備軍**です。私が往診している患者さんの8割以上が、サルコペニア予備軍の握力を示しています。

握力は鍛えづらい筋肉の1つです。それは、手が細かい動きをするために細い筋肉の線維で構成されており、太くなりづらいという特徴があるからです。

しかし、後に示す自宅でもできる**骨リッチ筋トレ・骨リッチ体操**をしていくと、体の中に筋肉から出る「IGF《アイジーエフ》—1《ワン》」という物質が増え、これにより、太い上腕から細い前腕の筋肉の量が増大していきます。

このように、握力を鍛えることは骨リッチになるためにとても重要だと言えます。握力計はインターネットでも比較的安価に手に入るものです。ご家庭に高齢の方がいらっしゃる場合は、ぜひ**一家に一台の握力計**をおすすめします。

さらに言えば、握力が低い方の死亡リスクの増加も報告されています。死亡リスク

コラム

筋肉は加齢で脂肪化する

加齢に伴い、筋肉の脂肪化が進むことが知られています。

変形性膝関節症例から手術時に採取した内側広筋組織内に、異所性の脂肪組織や線維化も認められています。

現在日本では、AWGS2019に従ってサルコペニアのスクリーニング、診断を行っています。AWGS2019においては、一般の診療所や地域で、骨格筋量の測定ができない場面での診断基準と、装置の整った種々の医療施設や研究を目的として評価される基準の2つが提示されました。

前者はサルコペニアの可能性のある人を早期に特定するための基準です。

具体的には、身体機能の低下または筋力低下によってサルコペニア（可能性あり）の診断を可能とする考えが導入されました。

一方、病院や研究施設で骨格筋量が測定できる場合にはAWGS2014のアルゴリズムを用いることとされました。

これには病院および研究施設、または地域・プライマリケア現場で使用するための評価プロトコルが含まれています。すなわち、骨格筋量の測定が困難な、地域・プライマリケア現場においては下腿周囲長などによってスクリーニングを行い、その低値を認めた場合に握力、5回椅子立ち上がりを用いて骨格筋機能を測定し、いずれかが低下している場合、サルコペニア（可能性あり）という診断が可能となります。

この診断基準を満たすサルコペニア（可能性あり）に対して、生活習慣介入と関連する健康教育を推奨しているのと同時に、確定診断のために病院に紹介することも奨励しています。

というと怖いとおっしゃる患者さん家族もおられますが、現在の握力を知ることはすなわち健康寿命を知ることになると言えるのです。

骨密度を知る6つの簡単チェック法

骨密度が減少していないかを知る、6つの方法をお教えします。

このチェック法に**1つでも該当したら要注意。**実際に骨密度を整形外科専門医の病院で測定してもらうことをおすすめします。

骨密度の低下は筋力の低下と相関します。

そして、筋力の低下が起きると「骨リッチになりたいけれどなれない状態」から抜け出せないことが多いからです。

6つの方法は――

①立って壁に後頭部をくっつけてみる
②肋骨《ろっこつ》と骨盤の距離を測る
③背中を叩いてもらう
④鏡を見て自分の脚が長くなっていないか確認する
⑤身長を測定してみる
⑥横断歩道を信号が点滅しないうちに渡ることができるか確認する

①立って壁に後頭部をくっつけてみる

壁際に直立した姿勢で立ち、壁に後頭部をつけることができるかどうか確認してみてください。壁に後頭部をつけられず、すき間ができる場合、胸椎《きょうつい》（胸のあたりの背骨）が骨折している可能性が高いです。この方法は、非常に簡単で診断率も高いのでぜひ行ってみてください。

体幹の安定性を担う脊椎《せきつい》の圧迫骨折があると、立位でのバランスが不安定となります。後ろの壁に後頭部がつかない方は、骨粗しょう症が進行している可能性が高いので、

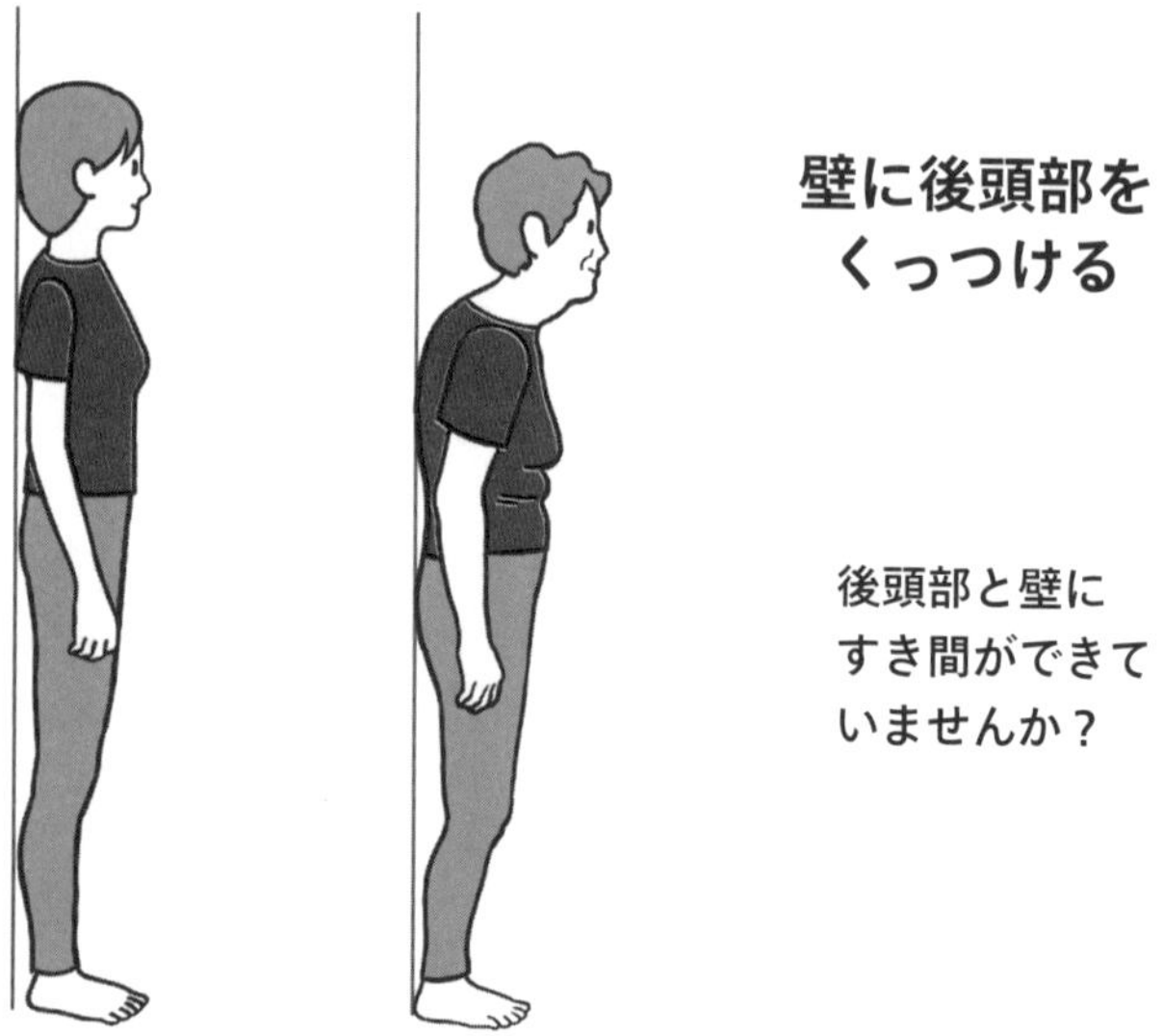

壁に後頭部を
くっつける
後頭部と壁に
すき間ができて
いませんか？

なるべく早く医師に相談してください。

②肋骨《ろっこつ》と骨盤の距離を測る

直立して、後ろから肋骨と骨盤の間に手を当ててみてください。

肋骨と骨盤の距離が、手の指を2本そろえた幅（2横指）より狭ければ、腰椎の骨折が存在する可能性が高いです。誰かに頼んで触ってもらってもいいでしょう。思い立ったらすぐ行動に移してみてください。

③背中を叩いてもらう

家族など、身近な人に握りこぶしで優しく背中を叩いてみてもらってください。

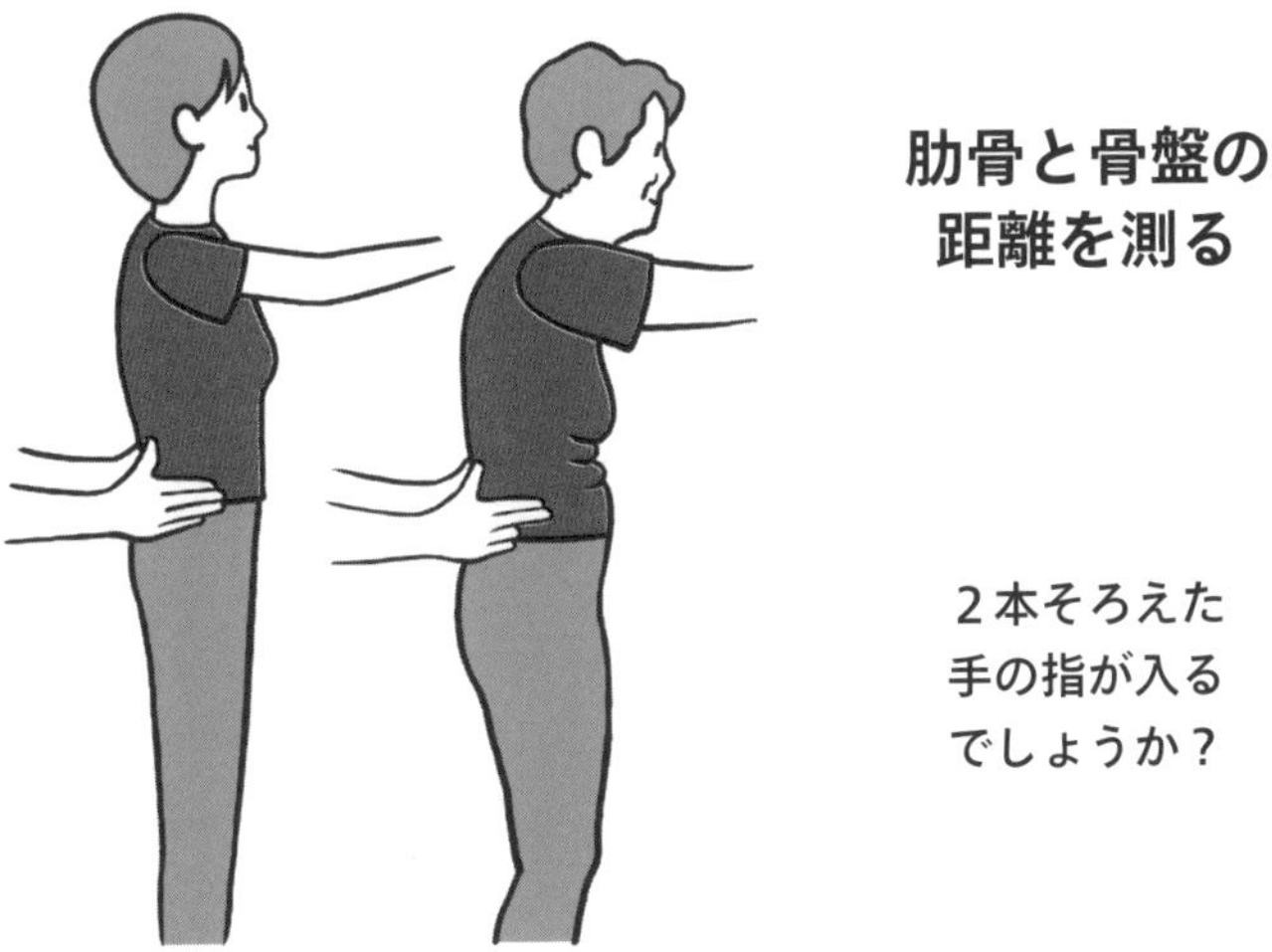

肋骨と骨盤の
距離を測る
２本そろえた
手の指が入る
でしょうか？

どこか一点で痛みを強く訴えた場合、背骨の骨折が起きていることがあります。

私自身、診療では、必ず患者さんの背中を叩いて調べています。

背骨の骨折のほんの初期の段階では、軟骨に小さい亀裂が入っているだけのことも多く、レントゲンでも診断がつきにくいのです。

しかし、背中を叩いてある一点だけを痛がるというようなことがあれば、骨折の疑いが濃厚です。整形外科専門医に相談してください。

なお、叩く方は、くれぐれも優しくソフトに叩いてあげてくださいね。

④鏡を見て自分の脚が長くなっていないか確認する

もしかして「脚が長くて素敵」と言われていませんか？

歳を取ってもスタイルが良いのは誰もが憧れることです。しかし、最近になって急に脚が長くなったといわれた場合は要注意です。

それは、骨粗しょう症の進行により背骨の圧迫骨折が起きて胴の部分が短くなり、脚が相対的に長く見えはじめたという可能性があるからです。

骨リッチになるためには、骨・関節・筋肉のバランスが重要です。とくに体の安定性を担う背骨の安定性は不可欠ですので、「最近スタイルがよくなった」と言われても喜んでばかりいられないこともあるのです。

⑤身長を測定してみる

身長が２㎝縮んでいませんか？

骨リッチになるために準備していただきたいことに**「身長を測る」**ということがあります。

いつも身長を測っています！という方はとても少ないです。自宅で身長を測るということなどほとんどありません。久しぶりの健診で身長を測ったときに２㎝身長が縮んでしまって……などと相談を受けることもあります。

一般的に２㎝以上身長が縮んでしまった場合、背骨の骨の脊椎が２カ所以上骨折してしまっている可能性があります。

明らかな外傷がないのに骨折してしまうので**「いつの間にか骨折」**といわれていますが、これは骨粗しょう症が進行して骨の質が低下したために起こります。

身長が２㎝縮むほどの骨の質の低下が起きているとすれば、下半身を中心とした筋力の低下も起きていることが多いです。

最近、お母様の背丈が縮んだな？と思った方は、ぜひ身長を測定してあげましょう。

そして、２㎝以上の身長低下を認めたら、骨の密度を測定するために整形外科専門医に相談してみることをおすすめします。

⑥横断歩道を信号が点滅しないうちに渡ることができるか確認する

私は、新宿区の市ヶ谷という場所で診療所を開業していたことがあります。

診療所の場所は、駅から外堀通りを渡らないと到達できません。

外堀通りには幅が30mくらいあり、高齢の患者さんの中には**青信号を点滅しないうちに渡り切るのは難しい**とおっしゃる方もいらっしゃいました。

この訴えがあったら要注意です。この訴えがあった患者さんたちは、1年ほど経過すると私の診療所には来ることがなくなることが多かったのです。

これは何を意味するのでしょうか。

そうです。

筋力が低下していて、通院が困難になるサインだったのです。

そのような方は、膝が曲がり前屈みで歩いています。

この姿勢を改善してあげれば、青信号が点滅しないうちに渡り切ることができます。

それが、第4章でご紹介する**「骨リッチ」体操**です。

「骨リッチ」体操を続けると、筋力が改善され、姿勢が良くなります。

青信号のまま横断歩道を渡ることも、夢ではなくなるのです。

第３章

「骨リッチ」になる！７つの処方箋

処方箋１：「骨リッチ」になるための呼吸法

処方箋２：「骨リッチ」運動

処方箋３：握力を鍛える

処方箋４：「骨リッチ」になる食事

処方箋５：自律神経を整える

処方箋６：「骨リッチダイエット」のススメ

処方箋７：お医者さんに相談すべきこと

処方箋１：「骨リッチ」になるための呼吸法

「骨リッチ」になるために、「呼吸」はとても大切

腰が曲がらないようにするために、骨を強くする、姿勢をよくする、運動をする、背骨に負担をかけないように体重を減らす……といったことは確かに大切です。

しかし、一生腰が曲がらないための習慣としてとりわけ大切なこと、それは**「呼吸」**です。深くゆっくりとした腹式呼吸は自律神経を整え、末梢《まっしょう》の血流を改善し、胸郭《きょうかく》を拡げます。腕や脚、背中の筋肉の血流も改善させますので、「骨リッチ」になるためには、呼吸は非常に重要だと言えます。

日常生活で呼吸を意識することは少ないと思いますが、ゆっくりと腹式呼吸をすることを意識し、習慣化することで、「骨リッチ」になるための体の基礎ができるのです。

浅い呼吸は骨を作る働きを弱める

骨粗しょう症により腰の骨（腰椎《ようつい》）に圧迫骨折が起きて、腰が曲がると呼吸機能、

特に肺のふくらみが悪くなり、呼吸が浅く速くなります。特に激しく動かなくても、日常的に呼吸が乱れ、息苦しくなります。

試しに、腰をできるだけ深く前に曲げて、その姿勢で深呼吸をしてみてください。深い呼吸はできませんよね。

このように、腰が曲がっている人の呼吸は非常に浅くなるのです。酸素の吸入量が減少すると、末梢の血流の酸素濃度が減り、体の組織への酸素供給が減少し、冷えや体調不良の原因につながります。最近、息切れがする、手足が冷えるなどの症状も、腰が曲がった姿勢と関連があるのです。

また、浅く早い呼吸は、交感神経を刺激してしまいます。交感神経系の働きが高まると、骨の形成が抑制されます。さらに、RANKLという物質の発現をうながし、破骨細胞を活性化するため、骨の破壊・吸収が進みます。

交感神経の亢進《こうしん》（高まること）↓骨の形成低下と骨の吸収の亢進↓骨粗しょう症の進行↓腰が曲がるリスクの増大、となるのです。

この悪循環を解消するには、「深くゆっくり呼吸する」ことしかありません。

私は、往診先で骨の相談を受けるとき、深呼吸をしてもらいます。

まず、息をすべて吐いてもらい、次にゆっくり吸い、またすべて吐きます。これを何回かやってもらいますが、ほとんどの方が十分に息を吸えていません。

そこで、息を吸ったときに肺はどのくらいふくらんでいますか？と患者さんに尋ねます。多くの患者さんの肺のイメージは胸のあたりまでです。

でも、実際には肺は、一番下の肋骨まで膨らむのです。

そう教えた後、今度は肺のふくらみを意識しながら呼吸をしてもらいます。するとどうでしょう。腰の曲がりが少し改善され、呼吸が深くなるのです。

「3・9（サンキュー）呼吸法」とは

これは息を鼻から3秒で吸い込み、6秒で口からゆっくり息を吐くという呼吸を行うということです。

「何秒吸って何秒吐く」というのは、なかなか覚えづらいものです。

3秒吸って、6秒吐く＝3＋6＝9で**3・9（サンキュー）呼吸法**と名づけています。

ご家族を介護している方の中にも、高齢の方もおられますが、そのような方にも「これは覚えやすい」と好評です。

「骨リッチ」になるための呼吸法で大事なのは次の3点です。

①肺（胸郭）をふくらませて呼吸を維持すること。

②背中、お腹まわりの筋力を維持すること。

③下肢（脚）の筋力を維持すること。

この3つのポイントを押さえることができるエクササイズとして、私が多くの患者さんに指導しているのは、**「胸郭ストレッチ」**です。

かかとを上げて腹式呼吸

「胸郭ストレッチ」を簡単に説明すると、**背伸びした姿勢で、腹式呼吸で深呼吸をする**運動です。片手で椅子や机につかまり、体重を支えて行うほうが、ふらつかずにできて安心です。

①片手で体を支えたら、両足のかかとを上げて、つま先で立ってください。

②足の付け根の関節で全体重を支え、前をしっかり向いて、鼻から3秒息を吸い込みます。このときに、肺が大きくふくらむイメージを持ってください。

③肺がふくらんだら、口から6秒かけて息を吐きます。いわゆる腹式呼吸ですが、吐

くときに腰に手を当てて姿勢をまっすぐにしていきます。

10回を1セットとして、1日3セット。これだけで、ふくらはぎや背中の血流が改善し、筋力が維持できるのです。

支えがなくても安定して立てるという方は、右手を胸の前、左手をお腹に当てて、「胸郭ストレッチ」をしてみてください。

ポイントは、**息を大きく吸い、胸を大きく拡げることを意識する**ことです。


あなたは1分間に何回、呼吸していますか？　いま時間があるようでしたら数えてみてください。私は1分間に12回呼吸しています。単純計算ですが、私は1日に1万7280回、呼吸をしていることになります。妻は1分間に20回の呼吸だそうですから、1日に約2万8800回になりますね。私たちは無意識に呼吸しているわけですが、1日の間に実はとても多くの呼吸をしていることがわかります。

深呼吸をすると、心が安定するといわれています。自律神経を落ち着かせる効果が深呼吸にあるからです。自律神経は自分の意思でコントロールできるものではなく、交感神経と副交感神経という相反する神経で成り立っています。

交感神経は活動・緊張・ストレスがあるなどのとき、特に昼間に優位になります。副交感神経は休息やリラックス状態にあるとき、特に夜間や就寝中に優位になります。副交感神経は加齢の影響を受けます。男性は30歳以降、女性は40歳以降から副交感神経の活動レベルが徐々に低下していくといわれています。

「江夏の21球」というプロ野球の映像を観たことがおありでしょうか？　1979年日本シリーズ最終戦9回裏、当時広島東洋カープのリリーフエースだった江夏豊投手が投じた21球のさまざまなドラマを取り上げたものです。私は映像を観ながら、江夏投手がどのような呼吸をしているかに注目してみました。江夏投手はゆっくりとした鼻呼吸で、理想的な深呼吸をしていました。

なぜ理想的かといいますと、肺の下にある横隔膜に理由があります。横隔膜には副交感神経が多く含まれています。腹式呼吸により横隔膜を上下に刺激することにより、副交感神経の活動が優位になり、気持ちが落ち着いていきます。さらに、お腹を凹まさないことで息を吐くときも横隔膜は広がろうとしますので、持続的に副交感神経が活性化するのです。

処方箋2：「骨リッチ」筋トレ

運動を習慣化すれば「骨リッチ」になれる！

皮膚と同じように、骨は常に新しく作られています。

骨の中にある破骨《はこつ》細胞が古い骨を壊し（骨吸収）、骨芽《こつが》細胞が新しい骨を作る（骨形成）。このバランスが崩れ、骨形成よりも骨吸収が多くなると骨の中のカルシウムやたんぱく質（主にコラーゲン）が過剰に溶け出していきます。その結果、骨密度が下がり、骨が弱くなっていきます。

一般に女性は閉経後、男性は60歳を過ぎたころから骨密度が下がっていきます。年を取れば骨が弱くなるのも仕方がないでしょう。確かにその通りかもしれませんが、ここで注意してほしいのは**「骨は常に新しく作り替えられている」**ということです。

つまり、筋トレをすれば筋肉を増やせるように、生活習慣の工夫によって骨形成を促せば、骨を強くすることができます。

そしてそれは、早い時期から始めるほど効果的です。

骨を強くする重要な方法が「運動」です。

ウォーキングや筋力トレーニングなどの運動を続ける介入研究（治療や予防などの方法を試験として患者さんに行い、その結果を評価する研究のやり方）では、平均で骨密度が1～2％増えています。また、背筋運動を2年間続けると、10年後の骨密度の下がり方が少ないことも報告されています。

「骨リッチ」になるために骨に刺激を与えよう！

骨の細胞は、骨にかかる力学的ストレス（重力や衝撃）を感じると、その力に負けないように骨芽細胞に骨形成を促す指令を出します。

逆に負荷がかからない状態が続くと、「もう作らなくてもいい」という指令を出します。つまり、**「力がかかると骨は強くなり、力がかからないと骨は弱くなる」**。これはウォルフの法則と呼ばれています。

骨を強くするには、力学的なストレスが欠かせないのです。

そのため、無重力状態で生活する宇宙飛行士や寝たきりの人は放っておくと急速に骨密度が減っていきます。

体重が少ないと骨粗しょう症になりやすいというのも同じことで、それだけ骨にかかる負荷が少なくなるからなのです。もちろん、太っている方が良いかということも一概には言えません。太っていると骨に負荷がかかって骨密度は保てるかもしれませんが、一方で動きにくくなり、転倒しやすくなるので骨折のリスクも高くなります。

閉経した日本人女性１６１４人を対象とした疫学調査から、ＢＭＩ（体格指数：体重〔kg〕／身長〔m〕の２乗）が25以上の人は、背骨の椎体の圧迫骨折を起こすリスクが64％増えることもわかっています。

また、糖尿病になると骨の〝鉄骨〟の部分に相当するコラーゲンが糖化によってもろくなり、骨粗しょう症になりやすくなります。肥満や糖尿病を防ぐためにも、早くから運動習慣を持っておくことは大切なのです。

「骨リッチ」になるための5つの「骨リッチ」筋トレ

繰り返しになりますが、骨粗しょう症になって折れる骨は、ほぼ決まっています。

脚の付け根（大腿骨近位部）、背骨（椎体）、腕の付け根（上腕骨近位部）、手首（橈骨遠《とうこつえん》位《い》端《たん》）の４カ所です。

特に要介護や寝たきりを招きやすいのが大腿骨近位部骨折と椎体の圧迫骨折で、このどちらかの骨が折れた場合、骨密度を調べるまでもなく骨粗しょう症と診断されます。このこともすでにお話ししました。

運動は、骨密度を上げ、これらの骨折のリスクを下げることがわかっています。**骨密度に効果がある運動は、荷重運動、衝撃運動、高強度の筋力トレーニングです。**荷重運動は、重力がしっかりかかった状態で行う運動です。衝撃運動とは、ジャンプなど骨に衝撃を与える運動です。

衝撃運動でいうと、閉経前女性256人を対象としたメタ解析（複数の論文のデータを統合して分析した研究）で、「1日にジャンプ10回×5セット」を行うことで、骨密度が増加する、あるいは減少を抑制する効果があったという報告があります。

また、43件の研究を分析した論文では、さまざまな軽い荷重運動を続けることは腰椎（背骨の腰の部分）の骨密度を上げ、ジョギング、ダンス、ジャンプなどの強い荷重運動（かつ衝撃運動）は大腿骨近位部の骨密度を上げることが確認されています。

骨密度を増やす運動は3種類！

・荷重運動
重力がしっかりかかった状態で行う運動のこと
例：速歩、片脚立ち、太極拳、スクワットなどの筋トレ

・衝撃運動
骨に衝撃を与える運動のこと
例：かかと落とし、ジャンプ、縄跳び、ジョギング、ダンスなど

・高強度の筋力トレーニング
例：ダンベルスクワット、強めの負荷のマシントレーニング

骨リッチ筋トレ

1. スクワット

スクワットは太もも前部の大腿四頭筋だけでなく、
太ももの後ろ側のハムストリングスや
お尻の大殿筋もバランスよく鍛えられます。

ひざを曲げるとき前に出すと痛めやすいので、
ひざがつま先より前に出ないように注意しましょう。

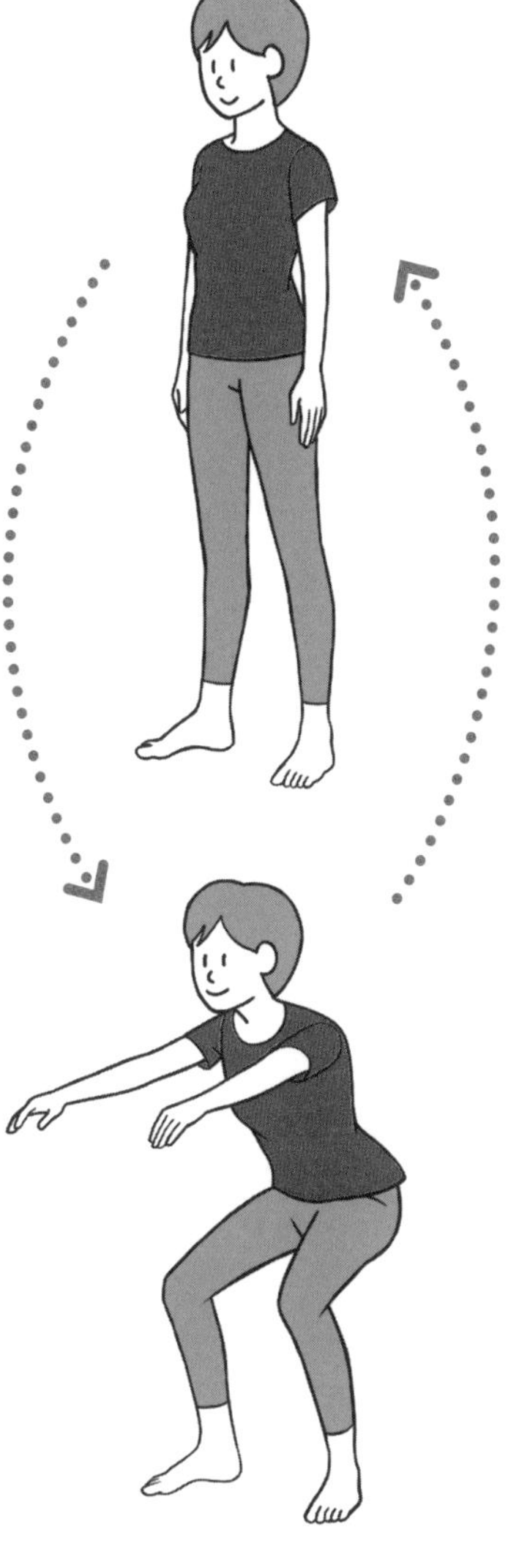

1

足を肩幅より少し広げ、30度くらいつま先を外に開いて立つ。

2

腰を後ろに引き、ひざが前に出ないように上体を前に傾けながらひざを曲げていく。

3

ひざが直角になるくらい腰を落としたら、ゆっくり立ち上がる。しゃがんでから元に戻るまで10秒くらいかけてゆっくり行う。

5～10回を１日
2～3セット行う

骨リッチ筋トレ

2. 背筋運動

背筋は背骨を支えている大きな筋肉です。
この背筋を鍛えると、腰椎も強くなります。

実際、背筋運動を2年間続けた結果、
10年後も腰椎の骨密度が維持され、
椎体骨折の発生率が減ったという報告があります。

1

うつ伏せになり、両足を少し開き、両手は軽く組んで腰の上に置く。

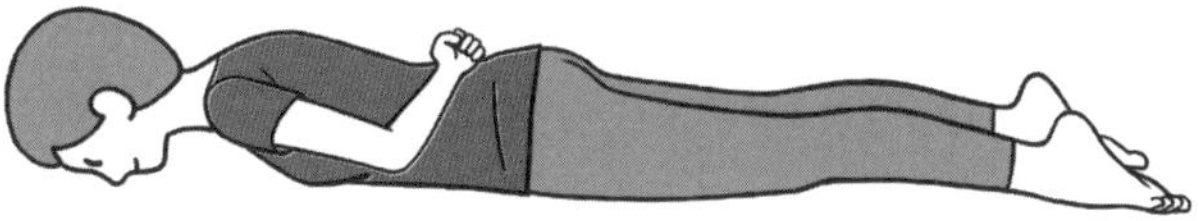

2

息を吸いながら、ゆっくり上半身を持ち上げる。

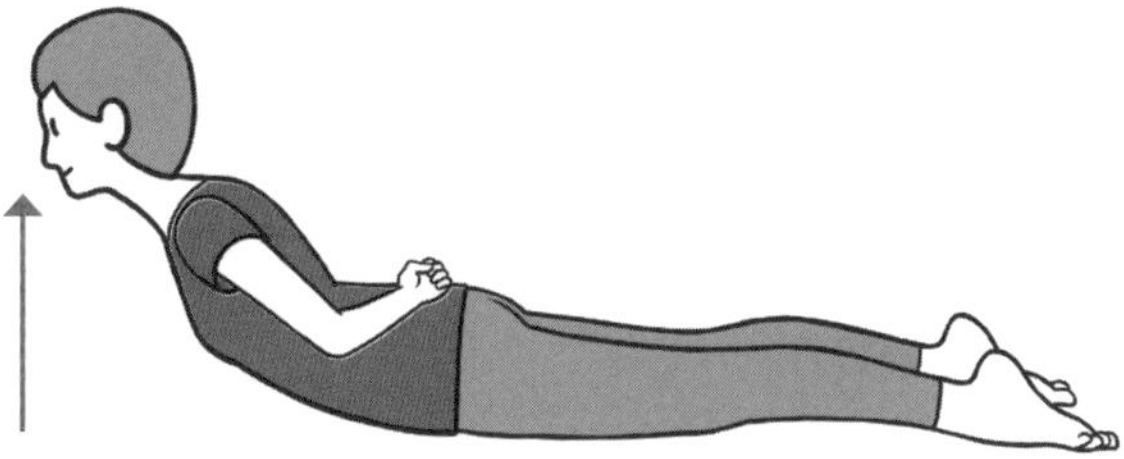

3

息を吐きながら10秒間静止し、うつ伏せに戻る。

10～20回を１日２～３セット行う

骨リッチ筋トレ

3. 腹筋

腹直筋や腹斜筋などの腹筋も、前と横から背骨を支えています。

腹筋を鍛えると、腰痛も起こしにくくなります。

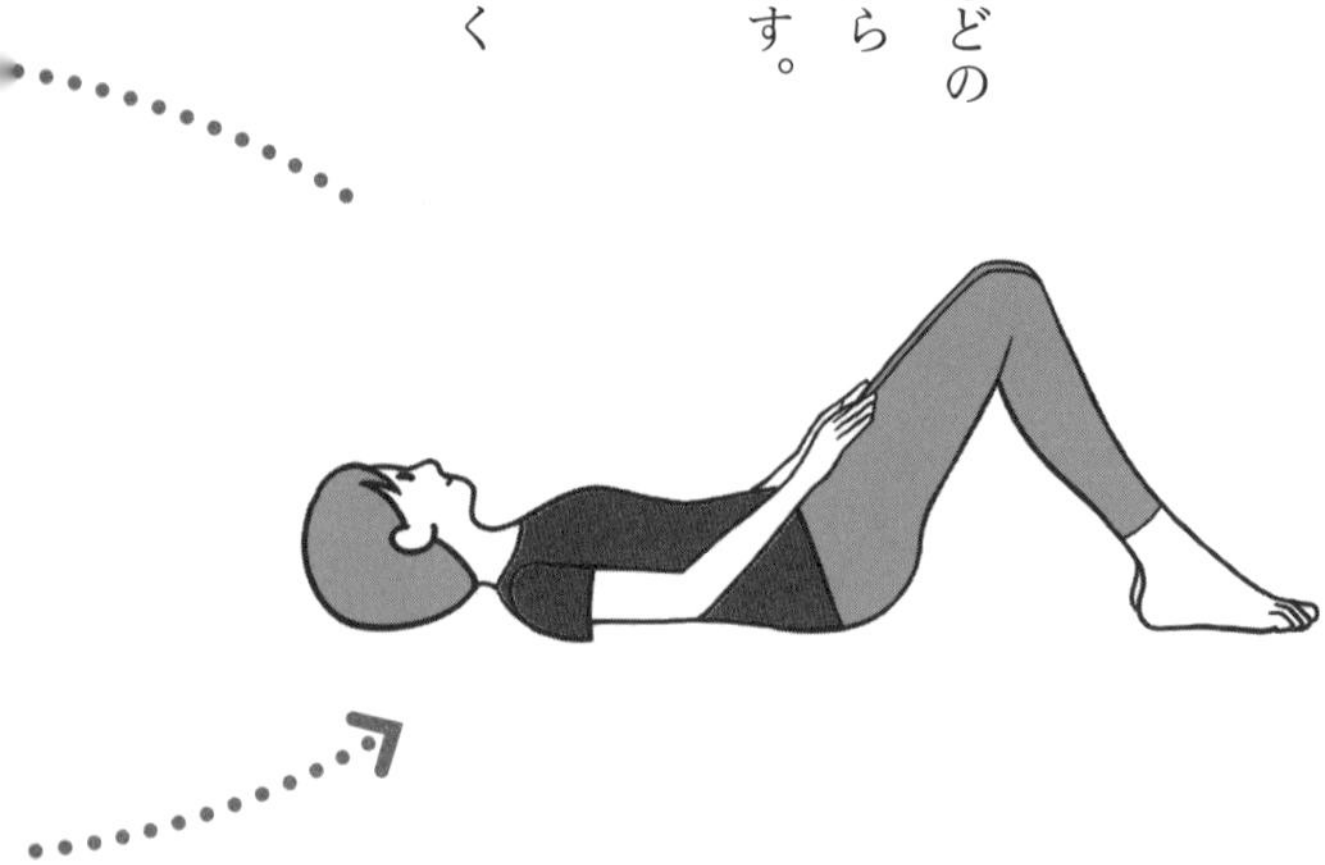

1

仰向けで両ひざを立て、両手のひらを太ももに置く。

2

息を吸いながら、両手をひざの方にすべらせるようにして上半身を少し起こす。完全に起き上がるところまでがんばると腰を痛めることがあるので注意。

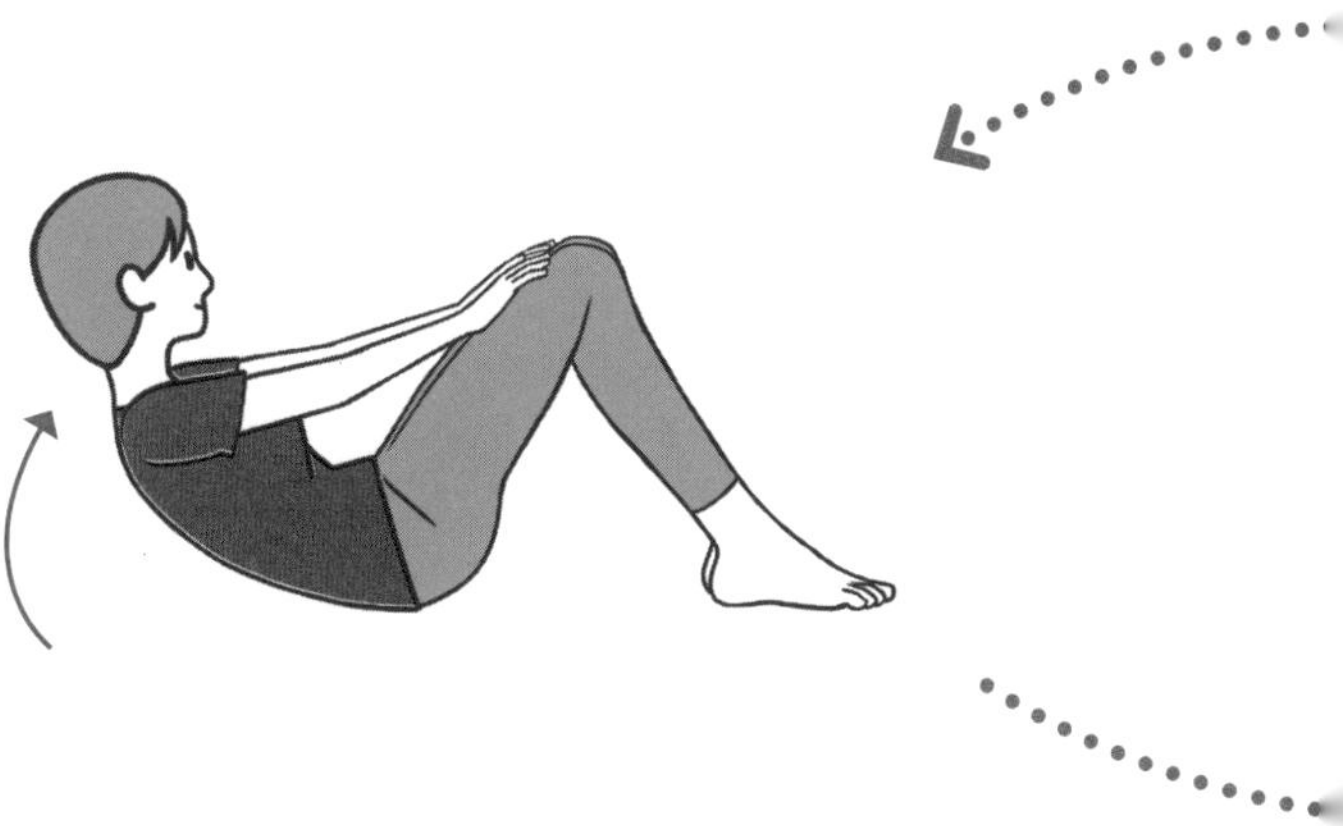

3

息を吐きながら５秒間静止し、仰向けに戻る。

10 〜 20 回を１日２〜３セット行う

骨リッチ筋トレ

4.片足立ち

骨粗しょう症の人が折りやすい
大腿骨近位部の骨が強くなるとともに、
バランスが良くなって転倒しにくくなります。

片足立ち1分間を1日3回、半年間行うことで、
転倒が3分の2に減ったという報告もあります。

1

両手を腰に当て、片側の足を床から５～10cm 浮かせる。

2

そのまま１分間静止。

3

反対側の脚でも行う。

**これを１日
２～３セット行う**

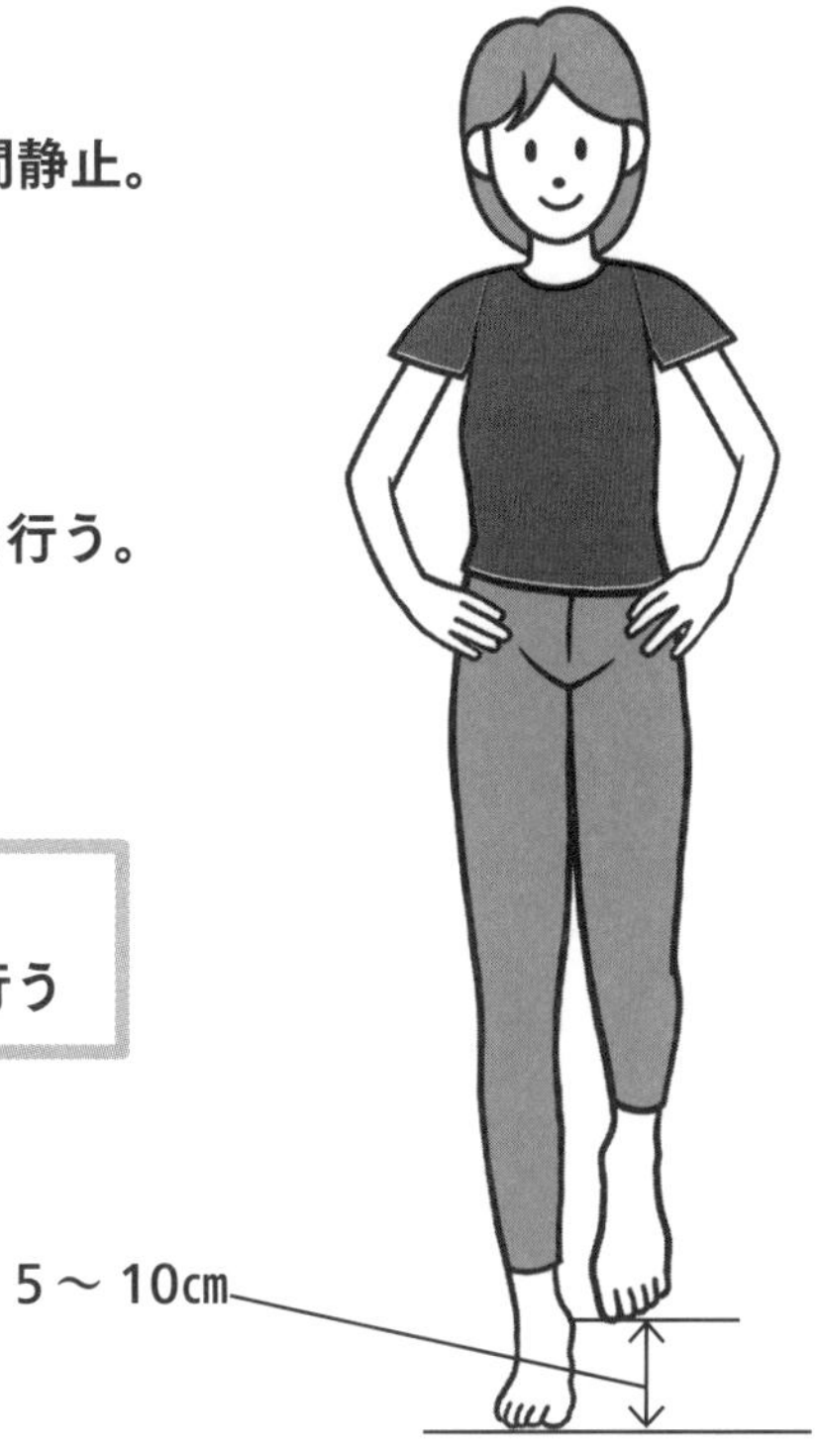

骨リッチ筋トレ

5. フロントランジ

太ももやお尻の筋肉を鍛えられます。
スクワットよりも負荷が高い運動なので、
高齢の人や筋力が低い人は無理をしないでください。

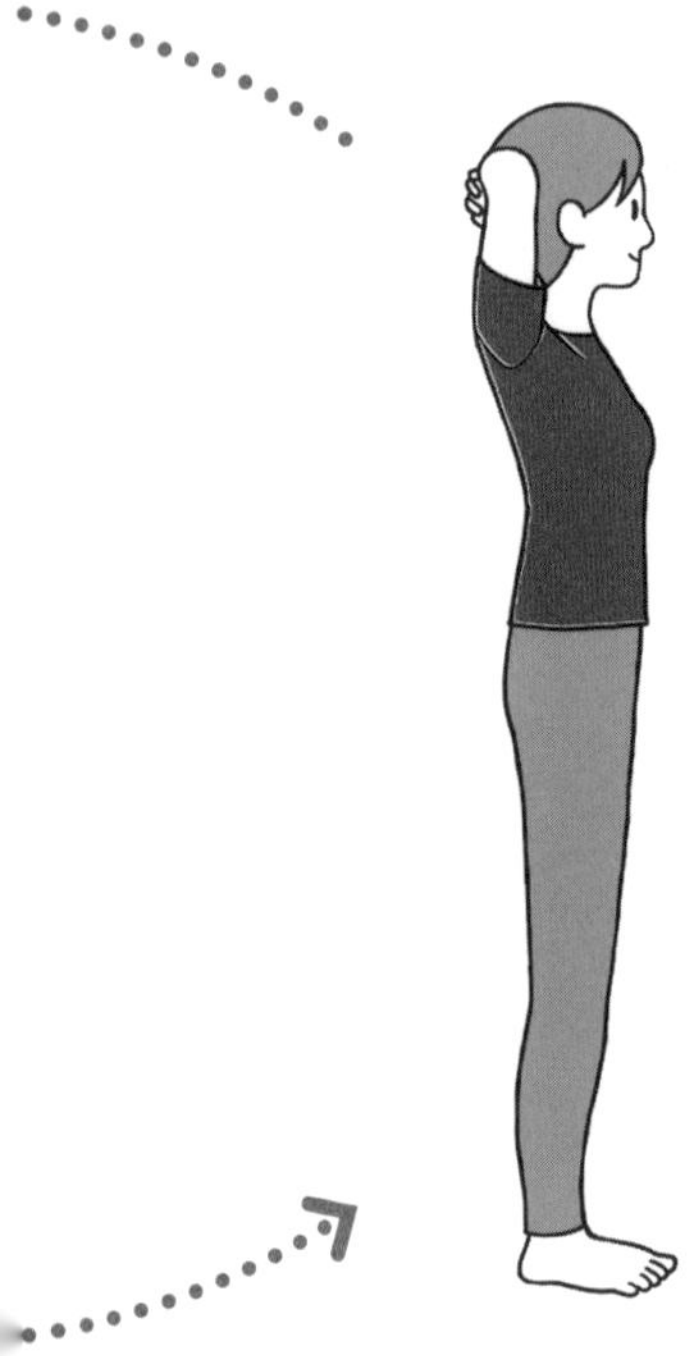

1

足を肩幅よりやや狭く開き、後頭部で両手を組む。

2

上半身を床と垂直にしたまま、片方の足を前に踏み出す。

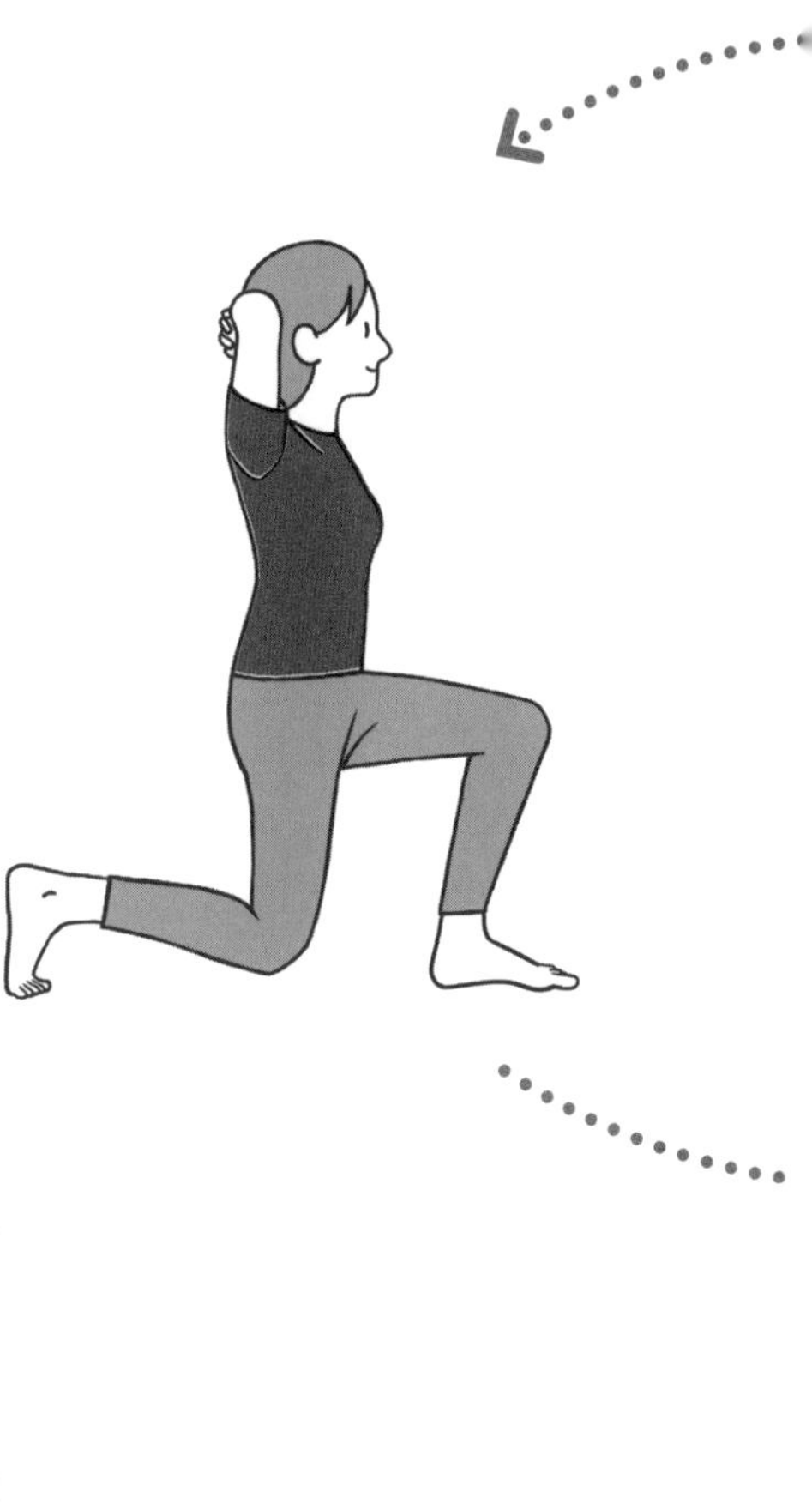

3

重心を前足に移し、ひざをつま先の位置まで曲げる。このとき、ひざがつま先より前に出ないように注意。

4

ゆっくり元の姿勢に戻る。

左右５回ずつを
１日２～３セット行う

なぜ片足立ちで靴下をはくことができれば「骨リッチ」になれるのか？

運動器の健康・日本協会」が2022年4月27日に公表した「ロコモティブシンドローム」認知度調査報告書のなかで、70歳代の男女で**「片足立ちで靴下がはけない」**割合は、男性34・7％、女性30・6％でした。実に約3割の方が片足立ちで靴下をはけないという報告がありました。

私は通院が困難な方を対象とした往診専門の医師です。私の担当している患者様のうち、片足立ちで靴下をはけない方の割合は、実感として男女とも95％を超えています。

片足立ちで靴下をはけるということは、

①全身の筋肉の半分以上を占める下半身の筋肉量が保たれている。

②股関節、膝関節、足関節の機能に柔軟性がある。

③体幹のバランスがよい。

という状態を表します。

筋肉量が豊富で安定して歩けるということは、全身の血流不全や高血糖、動脈硬化などの病気の発生も予防できるということにつながります。

このような身体の状態であれば、健康な老後が過ごせると言えるのです。

骨密度を測っていますか？

骨密度を測定したことがありますか？　骨密度は診療所や病院で超音波やレントゲン検査で簡単に測定することができます。

骨密度と靴下を片足立ちではくことに関係があるの？と思う読者の方もおられるのではないでしょうか？　ズバリ、相関関係があるのです。

つまり、骨密度が高い方のほうが靴下を片足立ちではける率が高いということです。骨密度が高いということは血中のホルモンバランス、カルシウムやビタミンDのバランスが良好な方が多く、筋肉や関節の運動機能が維持されているからです。

骨密度は、一般的に若い20代の方と比べて70％未満の方を、「低下している」＝骨粗しょう症と診断しています。

もし、低下していた場合は、さまざまな骨粗しょう症治療薬が開発されています。医師と相談し、自分にあった方法で骨密度を増やしていきましょう。

処方箋3：握力を鍛える

↓具体的な体操は188ページ以下「握力を強くする5つの方法」参照。

握力が強くなれば「骨リッチ」になれる？

もし、握力を鍛えて骨リッチになれるなら、なんとしてでも握力を強くしてみようと思いませんか？　握力を強くすれば、とても良いことが起きそうです。

「では、早速握力を測ってみましょう！」そんなことを言っても、家に握力計があるという方は少ないでしょう。

握力計はなくても体重計はあるお宅は多いのではないでしょうか？

握力は、骨リッチを目指すみなさんにとっては体重と同じく、定期的に測るべきものです。ネット通販などで販売されているもので構いませんので、ご購入ください。

そして、それが届くまでの間にやっていただきたいのは、力一杯、思いっきり、ご家族やご友人と握手をするということです。

思いっきり握手をすることで、体感的にあなたの握力が、握手をされた方に伝わります。いまは、これくらいの握力なんだということを感じてもらいましょう。

高齢の方は握手をしてもらうだけで、喜びます。

それは、自分を認めてもらっていると感じる感情が湧き出ることも関係すると思います。

握手をしたら、以下の握力診断をやってみましょう。

握力診断

□グーパーが10秒で10回できない。
□食事中に箸を落としてしまう。
□10kg以上の荷物を片手で持てない。
□片手でスマホを操作できない。
□ペットボトルの蓋を開けることができない。
□爪切りで爪を切れない。
□腕立て伏せが5回できない。
□１kgのダンベルをつかんで、ひじをのばしたまま持ち上げられない。

□**500㎖入りのペットボトルを持ちながら手首を上下に動かすことができない。**
□**ポテトチップの袋を両手で引っ張って開けることができない。**

以上で**3個以上のチェックが入った方は、握力低下予備群**です。7個以上のチェックが入った方は、さらに握力計が届き次第、測定してみましょう。

男性で28kg、女性で18kg未満の握力の方は、すぐ188ページ以下でご紹介する、5つの握力強化法を始めましょう。筋肉減少症であるサルコペニアの診断基準では、男性で握力28kg未満、女性で18kg未満を診断基準の値としているからです。

なぜ握力は弱ってしまうのか?

なぜ握力は弱くなってしまうのでしょうか?

それは「鍛えない」からです。

これは、どの加齢変化にも共通することですが、**刺激を加えないと加齢変化に負けてしまいます。**

加齢変化は私たちの「弱点」に攻め込んできます。握力が弱くなるのは、「弱点」

があるからなのです。

「弱点」とはなんでしょう？

それは、握力がとても細い筋肉で支配されていることです。

手の動きはとても細かい動きをします。これを「巧緻《こうち》運動」といいます。

この巧緻運動をするために、手の筋肉は手の関節より先ではほぼスジだけで構成されています。これが**腱**《けん》です。

腱は骨に付着して、骨と関節の細かい動きを司ります。

腱はスジなので、血流が少ないのが弱点です。

植物に水を与えないと枯れてしまうように、加齢変化の動脈硬化で四肢の血流が悪くなると、腱に行き渡る血流も低下します。

その影響で腱の変性が起きて、握力が落ちてしまうのです。

もちろん、上腕や前腕の筋肉が減少していくのも原因ですが、最後は腱の変性が起こり握力が低下します。

握力を支配する筋肉たち

握力はどの筋肉が支配しているか考えたことはありますか？

握力はとても細かい、いくつもの筋肉で支配されています。

次ページに図で示しました。

握力が人より弱いと諦めていませんか？

握力は細い筋肉線維で支配されているため、筋肉を太くすることが非常に難しい部位です。

握力がなかなか強くならない……と、握力トレーニングしてもこんな感想をおっしゃられる方もおられます。それは、筋肉が細いことが原因なのです。

でも、あきらめなくても大丈夫。

細い筋肉を太くすることは難しいので、**太い筋肉を太くして細い筋肉に伝わる力を強くすればいい**のです。

ないものねだりでなく、あるものを利用していく。

そのような思考で加齢変化に立ち向かっていきましょう！

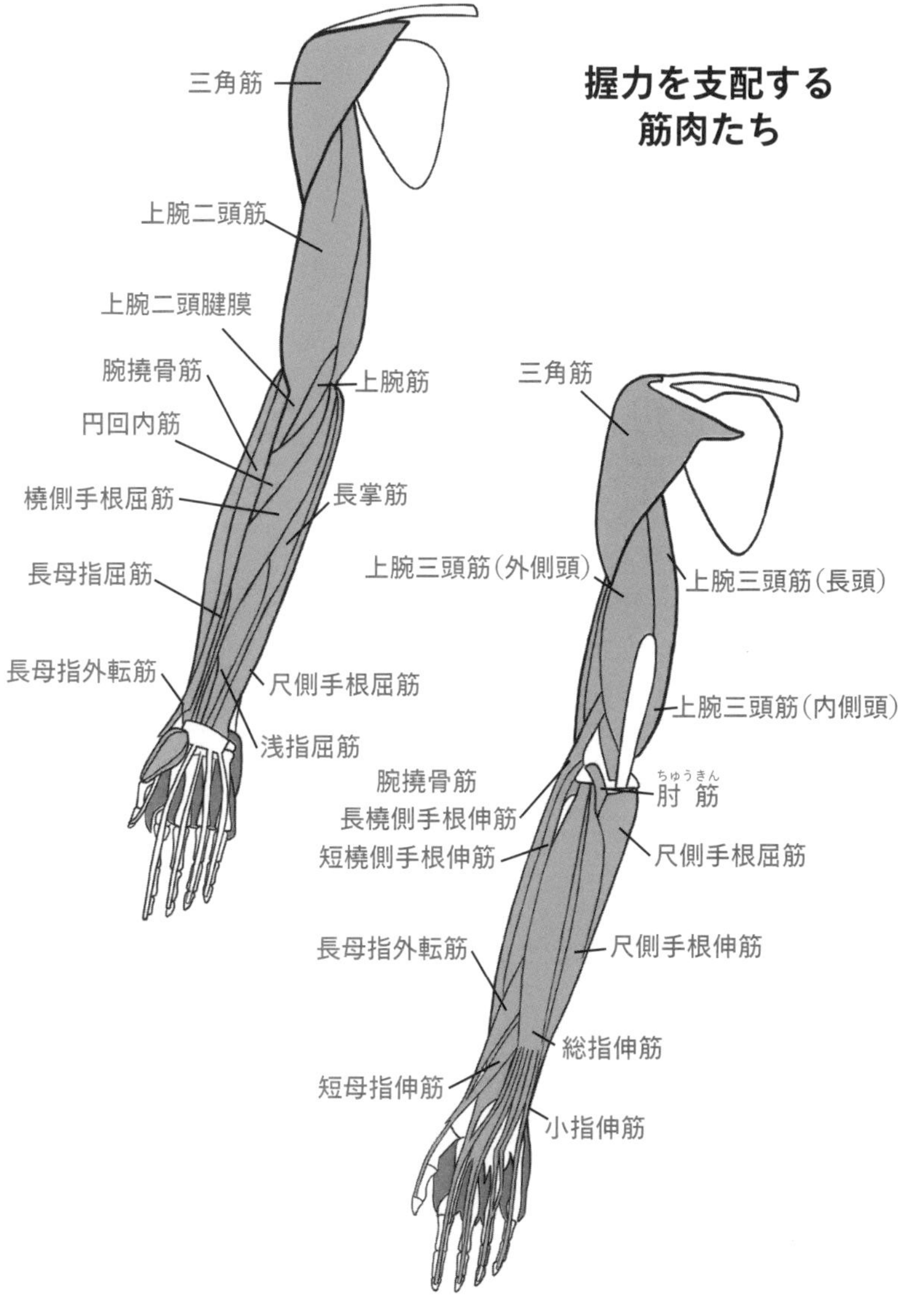
握力を支配する
筋肉たち
三角筋
上腕二頭筋
上腕二頭腱膜
腕橈骨筋
上腕筋
円回内筋
橈側手根屈筋
長掌筋
長母指屈筋
長母指外転筋
尺側手根屈筋
浅指屈筋
三角筋
上腕三頭筋（外側頭）
上腕三頭筋（長頭）
上腕三頭筋（内側頭）
腕橈骨筋
肘筋《ちゅうきん》
長橈側手根伸筋
尺側手根屈筋
短橈側手根伸筋
長母指外転筋
尺側手根伸筋
総指伸筋
短母指伸筋
小指伸筋

握力が弱いと寿命が短い？

福岡県の久山町《ひさやままち》ではこれまで約60年にわたり、町をあげて住民の詳細な健康診断と体力測定を続け、蓄積されたその膨大なデータは今なお世界の様々な医学研究を支えています。

この「久山研究」の中で最近、様々な病気による死亡リスクと「握力」に強い関係があることがわかってきました。握力が弱い人たちは、平均値の人たちより病気による死亡リスクが高くなってしまうというのです。

握力は腕のごく一部の筋肉の強さを表しているだけのはずなのに、いったいなぜ全身の健康状態と深い関係があるのか？

その秘密を探ることで、筋肉そして握力が持つ不思議さが見えてきました。

実は握力は、全身の見えない筋肉の量を反映する「バロメーター」。生活習慣病をはじめとする様々な病気を引き起こす、全身の筋肉量低下を知る手がかりとなりえるのです。

握力が低下すると、様々な病気による死亡リスクが増加してしまいます。久山町での長年の研究の結果、握力が平均より低いグループでは、男性・女性ともに脳卒中・

心筋梗塞をはじめ、様々な病気による死亡リスクが高くなることがわかりました。
※これは〝握力が高ければ高いほど長生きする〟という意味ではありません。

握力は全身の筋肉量を反映する指標に！

ヒトは５本の指を複雑に動かすことができるよう進化したため、指を握るために使う筋肉は非常に細い筋肉ばかり。握力を鍛えようとしてその筋肉に「筋トレ」を行っても、効果が出にくいとされています。

そんな握力が「全身の筋肉量を反映する」というのは、一体どういうことなのでしょうか？

スクワットなど、全身の大きな筋肉を継続して動かすと、体内で筋肉を合成する物質が作られます。とくに「ＩＧＦ《アイジーエフ》－Ｉ《ワン》」と呼ばれる物質は、血液にのって全身に運ばれ、筋肉をどんどん作ってくれることがわかってきています。

そうした物質がたくさん出ていれば握力もアップしますが、逆に全身の筋肉をあまり動かさず筋肉を合成する物質が出ていないと、握力だけを単独で鍛えることは難しいため、握力は上がりません。なので、握力を測ることで日ごろから全身の筋肉を動かしているかどうかを推し量ることができる、つまり握力は全身の筋肉量を反映している、と考えられるのです。

筋肉は手や足以外にも、呼吸に関係する呼吸筋、心臓を動かす心筋、胃や腸を動かす筋肉、さらには血管の一本一本に至るまで、全身のあらゆる場所にあります。握力は、これら体全体の見えない筋肉の量まで反映し、それが生活習慣病をはじめとする様々な病気のリスクを予測することにつながっているのではないかと考えられています。

全身運動を継続すれば握力もアップ!

腕だけでなく、スクワットなどの少し負荷が強めの運動を継続的に行っていれば、握力もアップさせることができます。

九州大学では、福岡県糸島市で体力が平均以下だった高齢者に向けて、〝椅子に座ってゆっくり足上げ運動をする〟などの運動を数種類・3カ月間指導したところ、ほとんどの人で体力測定の数値が向上し、握力も同時にアップしました。

特に高齢者の方は、軽いスクワットやウォーキングなど、痛みを伴わない運動からはじめ、徐々に強めの運動を行うことをおすすめします。

※握力測定の際は、医師やスポーツ指導者の指導を受けて行ってください。特に高血圧などの持病をお持ちの方は、主治医に必ずご相談ください。

握力は3カ月で増やせる！

人間の細胞はおよそ１００日間で入れ替わることをご存知でしたか？

私は整形外科医ですが、骨折の治療をさせていただくとおよそ3カ月で骨がターンオーバーといって新生していくのがレントゲンでわかります。

徐々に徐々に骨の芽の細胞である、骨芽細胞が再生していくのです。

筋トレにもこのような効果があります。

筋トレにより刺激された細胞のミトコンドリアが活性化して、新陳代謝が盛んになり細胞が入れ替わっていくのです。

私は、どんな骨折の人でも大きな怪我をされた方でも、まず3カ月やってみようとお話ししています。

筋肉が萎縮した方も、３カ月の間正しいトレーニングをしていくことで筋肉が生まれ変わります。

筋肉の細胞が生まれ変われば、自分を包むコルセットが変わるので自分の見た目も変わります。見た目が変われば自信がついていきます。

もちろん、握力も鍛えられます。小さな積み重ねで大きな成果を得ていく。

握力トレーニングは、まず3カ月行うことを意識していきましょう！

握力は加齢の指標である！

みなさんは「歳をとったなぁ～」と感じることがありますか。

「髪の毛のボリュームがなくなった」「顔のシワが目立つようになった」「目が見えづらくなった」「立ち上がるときによっこいしょというようになった」など、加齢を感じるときがあると思います。以上の4つの例は全て私にも当てはまります。

このような加齢の指標の1つに「握力」も含まれるのです。

体重計に乗るのと同じように定期的に握力を測ることにより、数字で自分の加齢の進行度がわかります。加齢の度合いが数字でわかるものは少ないです。握力が男性28kg未満、女性で18kg未満がサルコペニアの指標ですが、これを加齢変化の指標と位置づけてよいでしょう。

また、握力トレーニングで握力が増えていけば加齢変化に打ち勝っている可能性が出てきます。採血検査などと比べて極めて簡単な加齢変化の指標だと思いませんか？

握力は加齢変化の指標である。このことを頭にインプットしましょう。

握力を増やせば転ばない！

訪問診療のクリニックにかかってくる施設からの電話相談で多いのが、転倒報告です。頭を打ったり、右半身を強打したり、尻もちをついたり……さまざまな転び方があるのですが、バランスを崩し多くは自分のお部屋で転びます。

大腿骨の付け根が折れる大腿骨近位部骨折《だいたいこつきんいぶ》も実は、外出先よりも自宅玄関での転倒が多いのです。ホッと一息してバランスを崩す。人間ですからそのようなことで転倒するのはよくわかります。

ただ、万が一バランスを崩しても、それを元に戻せれば転ばなくて済みます。どうしたらバランスを元に戻せて、転ばなくて済むのか。それには、筋肉を鍛えて体を支えていくことが必要です。

どのくらい鍛えれば転ばなくなるのか？　それを明確に答えるのは難しいでしょう。

しかし、握力を鍛えて強化すれば、それは全身の筋力増強につながります。太腿《ふともも》などの大きな筋肉を鍛えることで、握力を支配する筋肉もついていきます。

このことを忘れずに、筋力を強化していきましょう。

こうすれば握力は強くなる！

世代別の握力の平均値は、左ページの表の通りです。

いかがですか？　〝平均数値が意外と高いな…〟と感じた方もおられるのではないでしょうか？

訪問診療を専門で行っている医師の立場からしても、〝握力が結構お強い方が多いなぁ〟という印象があります。

しかし、もしあなたの今の握力がこの表の平均値以下でも、大丈夫です。

あくまでこれは平均ですので、これ以下であれば必ず健康寿命が減る、ということではありません。淡々と握力トレーニングを継続しましょう。

逆に、平均値よりも握力が強い方。それは健康で痛みのない生活に近づいているということです。自信を持ってトレーニングを継続していきましょう。

世代別　握力平均値

年齢(歳)	握力平均値(kg)	
	男	女
10	16.97	16.78
11	19.80	19.42
12	24.58	21.95
13	30.15	24.37
14	35.38	25.53
15	39.05	25.85
16	41.08	26.98
17	43.01	27.45
18	42.12	26.40
19	42.34	26.58
20〜24	46.46	28.24
25〜29	47.26	28.15
30〜34	47.36	28.73
35〜39	47.64	28.97
40〜44	47.23	29.12
45〜49	46.62	29.21
50〜54	46.31	28.04
55〜59	44.90	27.51
60〜	38.78	24.21

※「総務省統計局 平成26年 年齢別体力・運動能力」を参考に作成

運動する習慣をつけよう！

習慣化するということはとても大切なことです。

運動に限らずどんなことでも習慣にするのは大変ですね。

「運動習慣」「食事習慣」「勉強の習慣」これらはほぼ人類全体のテーマです。

整形外科医の立場から意見を言わせていただくと、まず「体・心・技」を磨いていくということがとても大切です。

つまり、習慣化するにはまず、体を動かしましょうということです。

それに心がついていき、技として習慣が自然と身についてきます。

握力トレーニングを習慣化するには、毎日少しずつ実行していくことしかありません。体を動かせば、何かが変わっていくのです。

物事を習得するには1万時間が必要といわれています。

また、習慣化するためには3週間が必要ともいわれています。

3週間体を動かし、心と体を一体化させていけば、その後1万時間の鍛錬であなたの人生は変わっていくのです。

さぁ、まず、**3週間しっかり握力トレーニングを習慣化することに努めましょう。**

細い筋肉より太い筋肉を意識する！

「大は小を兼ねる」。これは握力トレーニングにも当てはまる言葉です。

握る力は、とても細い筋肉によって支配されていますが、その細い筋肉も、体に近いところでは太い筋肉線維です。

この太い筋肉の線維は、細い筋肉よりも鍛えれば強化されやすいものです。それは、筋肉の中にミトコンドリアという細胞が豊富に含まれていて、筋肉が太くなるのを助ける働きをするからです。

握力を鍛えようとすると、どうしても細い筋肉ばかりに意識がいきますが、この意識を変えなくてはいけません。

太い筋肉を鍛えれば細い筋肉も強くなる。

この意識の変革が、細い筋肉で支配される握力を鍛えるポイントなのです。

それでは「太い筋肉」とは、具体的にはどこの部位でしょうか。

それはズバリ、**前腕（ひじから手）の筋肉**です。前腕の筋肉を効率よく鍛えることができれば、握力は強化されます。

188ページ以下「握力を強くする5つの方法」の中で、前腕の筋肉を鍛える方法をお示ししています。意識を前腕の筋肉に向けていく。とても重要なポイントですから頭にインプットしてください。

すき間時間で握力を増やす！

なにをするにも「すき間時間」を使うというのは大事なことだと思います。

すき間時間の中で「両手が空いている時間」というのは、予想以上に多いのではないでしょうか。運転をしているとき、料理をしているときなどは両手はふさがっていますが、両手とも空いている時間というのは一日の中で意外と多いものです。

私がとくに握力トレーニングの時間として使っているのが、通勤時間です。

本書執筆の時点で、私は片道1時間30分かけて東京都心の田町〜都下の八王子を電車で通勤しています。往復すると約3時間。これだけの時間を週5日です。

１週間で15時間。１カ月で60時間。これだけのすき間時間が生まれます。さすがにダンベル運動はできませんが、スマホをダンベルがわりにして手首を動かしたり、グーチョキパー運動をしたりとなにかできることはないかと考えています。通勤時間でなくても、すき間時間がある方はおられるはずです。その時間にコツコツと、本書でご紹介しているエクササイズをぜひ行ってみてください。

体重を測るように握力を測ろう！

ダイエットをしているときに重要なのは、自分の現状を知ることです。つまり、体重計に乗り、理想の自分の体重に近づいているかを確認することが大事です。理想の体重と現状がどのくらい差があるのかを確認して、食事制限をさらに計画したり、有酸素運動を増やして脂肪の燃焼を計画することが必要です。

握力も同様です。握力をできれば毎日測定し、その日の自分の状態を確認します。不思議なことに、体調のすぐれない日など握力が前日より低下しているということもあります。年齢の平均未満の握力の方は、平均レベルまで握力を鍛えることを目標にしましょう。

1カ月で1kg程度であれば握力は容易に上がる方もおられます。逆にまったく変化がない方もおられます。それは、握力を測定していないとわかりませんよね。

毎日体重計に乗るように、握力計を手にする。新しい健康習慣にしてみませんか？

握力を鍛えるためには有酸素運動も大切です

握力を鍛えるためには筋肉トレーニングだけで大丈夫というわけではありません。

作家の村上春樹さんは、作品の執筆中は4時に起床して午前10時まで執筆。その後、音楽などを楽しんで、昼食後10㎞ジョギングするそうです。その後水泳をして、午後9時にはお休みになるそうです。

つまり、1日の中で執筆時間は6時間。その後は運動をとりいれて翌日の執筆にそなえているということになります。これは、なにを意味するのか？

村上春樹さんは、運動をして脳をクリエイティブな状態にもっていっているということです。

ジョギングやウォーキングには抗うつ効果があるといわれています。これは、ドーパミンやエンドルフィンという脳内刺激物質が出ているからだと説明されていました。

しかし、今注目されているのはＢＤＮＦ（神経栄養物質）という物質が脳内の細胞を活性化させてクリアな状態にするという点です。『運動脳』（アンディシュハンセン著、サンマーク出版）という本では、運動とくにジョギングが脳に良い影響しかもたらさないことが解説されています。そして、ＢＤＮＦを増やすには有酸素運動が有効で、記憶力も増して脳が若返る効果があるというのです。

このような効果は筋トレでは得られません。

骨リッチになるためトレーニングをしよう！と決断したあなたも、ぜひジョギングを最低20分、始めてみてください。頭がクリアになり、効率的にトレーニングが行えるようになります。

ジョギングが苦手だという方は、早歩きでも大丈夫。早歩き、ゆっくり歩く、早歩きを繰り返すインターバル速歩は同じく脳の活性化を促します。

全身の血流も改善していきますので、有酸素運動運動を積極的にとりいれていきましょう！

「家族の愛情」で、握力が増える！

かつて私は、ストイックに筋肉を鍛えるのが筋トレだと思っていました。

でも、整形外科の往診を行っていくうちに、決してストイックにトレーニングを行うことだけがベストではないことに気づきました。

高齢になったときに、どうしたら効率よくトレーニングを行えるかを考えた結果、一番大切なのはトレーニングを行うときの「気持ち」だということがわかったのです。

そして、トレーニングを行うときに大事なのは**「励まし」**です。

人は誰かに自分を認められたいという承認欲求が常にあります。もし、ご家族がしっかり支えて励ましてあげれば、患者さんはその期待になんとか答えようとフルにトレーニングを頑張るものです。

医師の私も常々心がけているのは、患者さんの目を見て励ますことです。事務的に指導するよりも、患者さんと同じ視点で指導することがとても重要なのです。

毎日の握力測定の際に患者さんと一喜一憂するようなサポートが「骨リッチ」になるための握力トレーニングにとても大切なことだと考えています。

処方箋4：「骨リッチ」になる食事

食事で「骨リッチ」になる！

骨は皮膚や筋肉と同じく、常に生まれ変わっています。破骨細胞が古くなった骨を壊し（骨吸収）、骨芽細胞が新しい骨を作っているのです（骨形成）。必要な栄養が足りない状態では、丈夫な骨を作ることはできません。

骨にとって特に重要な栄養素は、**カルシウム、たんぱく質、ビタミンD、ビタミンKの4つ**です。

骨を強くするために特に大切な４つの栄養素

- カルシウム
- たんぱく質
- ビタミンD
- ビタミンK

カルシウムが骨の材料になっていることはよく知られています。

しかし、カルシウムをたくさんとっているだけでは、強い骨はできません。**骨の半分はカルシウム、もう半分はたんぱく質（主にコラーゲン）からできている**からです。

また**ビタミンD、ビタミンKも、カルシウムの吸収や骨への沈着に欠かせない栄養素**なので、十分に摂取する必要があります。

これら4つの栄養素が骨形成に果たす役割と、食事からの上手な摂取方法を、1つずつお示しします。

カルシウム：「あと300㎎」を心がけよう

カルシウムは骨の材料になり、骨を強くします。このことは既に常識といってもいいでしょう。

カルシウムはさらに、神経の伝達をコントロールしたり、筋肉の収縮と弛緩にも関わっている重要なミネラルですが、欧米人と比べると乳製品の摂取量が少ない日本人にとって、不足しがちな栄養素としても知られています。

カルシウムは骨以外にさまざまな重要な働きをしているため、血液中のカルシウム濃度は、常に一定に保たれるようになっています。

そのため、食事からのカルシウム摂取量が少ないと、骨を壊して（つまり、骨吸収）血液中にカルシウムを補充することになるため、骨密度が下がってしまうのです。

積極的にカルシウムをとれば、過剰な骨吸収が防げるし、材料が増えて新しい骨も作られやすくなるということです。

「日本人の食事摂取基準（２０２０年版）」によると、１日にとるべきカルシウムの推奨量は30～74歳の男性が７５０㎎、同じく女性が６５０㎎となっています。

一方、「骨粗しょう症の予防と治療ガイドライン２０１５年版」（以下、骨粗しょう症のガイドライン）によると、骨粗しょう症の予防や治療のために必要なカルシウム量はもっと多く、男女ともに７００～８００㎎の摂取を推奨しています。

日本人の平均カルシウム摂取量は１日約５００㎎なので、目安としてはあと３００㎎増やすことを心がけるということです。

例えば牛乳２００㎖にはカルシウムが２２０㎎、ヨーグルト１００ｇには１２０㎎ほど含まれています。

牛乳１杯、ヨーグルト１カップと覚えておくとよいでしょう。

カルシウムを多く含む食品

食品名	1食の目安量	カルシウムの量
牛乳	200ml(1杯)	220mg
ヨーグルト	100g(1カップ)	120mg
プロセスチーズ	25g(1切れ)	158mg
サバ水煮缶	80g(1/2缶)	208mg
シシャモ	60g(3尾)	216mg
木綿豆腐	100g(1/3丁)	86mg
小松菜	80g(お浸し小鉢1杯)	136mg
ひじき(乾燥)	10g(小鉢1杯)	100mg

※「日本食品標準成分表2015年版(七訂)」をもとに作成

「あと 300mg」を意識的に追加しよう!

また、骨ごと入っている**サバの水煮缶**を半分食べれば208㎎です。**小松菜**や**ひじき**、**豆腐**、**小魚**もカルシウムを多く含みます。

なお、**カルシウムはマグネシウムと一緒にとることが大切**です。

血液中のマグネシウムが減ると、カルシウムも減ってしまいます。動物実験から、マグネシウムが不足すると腰椎の骨密度が下がることも確認されています。

カルシウムとマグネシウムの理想的な摂取比率は2対1です。

カルシウムを1日800㎎とるならマグネシウムも400㎎ほどとることを心がけましょう。

マグネシウムは**納豆**や**油揚げ**などの大豆製品、**ひじき**や**昆布**などの海藻、**ナッツ類**などに多く含まれています。

たんぱく質：1日2食は肉か魚の主菜を

次はたんぱく質です。

骨と栄養に関するよくある誤解は、「骨のためにはカルシウムさえとっていればばいい」というものです。

確かにカルシウムは骨の材料になりますが、骨の半分はたんぱく質（コラーゲン）でできています。

カルシウムと同時にたんぱく質をしっかりとることも忘れてはいけないのです。たんぱく質は、骨だけでなく、筋肉や血管を維持するためにも重要な栄養素です。

厚生労働省の「日本人の食事摂取基準（２０２０年版）」では、高齢者人口の増加に合わせて「筋肉量と骨量の維持」を重視しており、１日のたんぱく質推奨量は、年齢にもよるが男性は60〜65ｇ、女性は50〜55ｇがクリアすべき摂取量となります。

骨を強くすることを考えると、１日に摂取したいたんぱく質の目安は、体重１kg当たり１ｇです。

体重60kgなら、たんぱく質は１日60ｇをとることを意識しましょう。１００ｇの肉や魚にはだいたいたんぱく質が20ｇほど含まれているので、１日３食のうち２食は肉か魚を食べるようにしてください。

私は、これを「２割の法則」といって往診時に説明しています。言い換えれば、肉や魚の約２割しかたんぱく質が含まれていないのです。

たんぱく質を多く含む食品

食品名	１食の目安量	たんぱく質の量
まぐろ	100g	24.3g
紅鮭（生）	80g（１切れ）	18g
鶏むね肉	100g	19.5g
豚もも赤身	100g	22.1g
牛乳	200ml（１杯）	6.6g
卵	60g（１個）	7.4g
絹ごし豆腐	100g（1/3丁）	4.9g
木綿豆腐	100g（1/3丁）	6.6g

※「日本食品標準成分表2015年版（七訂）」をもとに作成

３食のうち２食は肉か魚の主菜をとろう！
特に高齢者は十分な量のたんぱく質を！

あとは、牛乳、卵、豆腐などをとると60gは簡単です。

たんぱく質は20種類のアミノ酸から構成されますが、そのうち「必須アミノ酸」と呼ばれる9種類のアミノ酸は、体の中では合成できないため、食事から摂取する必要があります。

必須アミノ酸を多く含むのは、肉、魚、牛乳、卵といった動物性たんぱく質です。植物性たんぱく質では、大豆がおすすめです。

年を取ると「胃にもたれる」などの理由で、肉を食べなくなりがちですが、強い骨や筋肉を維持するために、むしろ高齢者ほど積極的に肉や魚を食べてほしいです。高齢者はアミノ酸の消化効率や利用効率が悪くなるので、若者の1・2倍ほどたんぱく質をとった方がいいのですとアドバイスしています。

ビタミンDは「骨リッチ」へのパスポート

3つ目の栄養素、ビタミンDも、骨密度を保つ上でとても重要なビタミンです。

ビタミンDには、食事から摂取したカルシウムの吸収率を高め、尿中へのカルシウ

ビタミンDを多く含む食品

食品名	１食の目安量	カルシウムの量
紅鮭(生)	80g(１切れ)	26.4μg
さんま	150g(1尾、可食部100g)	13μg
シラス干し(半乾燥)	10g(大さじ２)	6.1μg
シイタケ(干し)	6g(２個)	0.8μg

※「日本食品標準成分表2015年版(七訂)」をもとに作成

魚にはカルシウムやたんぱく質も多いので、意識して食べよう！

ムの排泄を減らす作用があります。つまりビタミンDが足りないと、カルシウムをいくらたくさんとっても、体に十分に吸収されなくなってしまうのです。

そしてビタミンDは、不足すると骨や筋肉が弱くなり、転倒が増えるだけでなく、がん、認知症、心筋梗塞、糖尿病など深刻な病気のリスクが高くなることもわかっており、近年世界的に注目が高まっている栄養素です。

「日本人の食事摂取基準（2020年版）」でも、骨粗しょう症の予防を念頭に、成人の目安量が従来の1日5・5㎍（＝マイクログラム。100万分の1g）から8・5㎍へと大幅に引き上げられました。骨粗しょう症のガイドラインでは、さらに多い1日10〜20㎍を推奨しています。

ちなみに米国の摂取推奨量は、70歳以下で1日15㎍です。

現在、日本人の成人のビタミンD平均摂取量は、1日当たり7・0㎍（平成30年国民健康・栄養調査）で、新しい食事摂取基準での目安量には達していません。

骨の劣化を防ぐために、ビタミンDを意識して摂取するようにしましょう。

ビタミンDは、**紅鮭**や**さんま**などの魚類や、**キノコ類**に多く含まれています。紅鮭なら1切れ食べれば1日の目安量を満たすことができます。魚にはカルシウムやたんぱく質も多く含まれているので、意識的にとるようにしましょう。

また、ビタミンDの場合、**日光に当たる**ことでも体内で合成されます。日焼けを気にして過度に紫外線を避けていると、ビタミンD不足によって骨密度が下がり、骨粗しょう症のリスクを高めてしまいます。

昨今は、新型コロナウイルスの影響などから外出を控え、日光に当たる時間が減ってしまった人も多い状況です。**一日中家の中にこもっていることは、骨にとっては危険信号**なのです。

日に当たるといっても、ベランダで裸になって日光浴をする必要はなく、たとえば春から秋にかけては１日15分、顔と手に日光を浴びれば十分です。

参考までに、食物を摂取せずに、５・５μg（旧基準の目安量）のビタミンDを合成するには、顔と手の甲に日光を何分浴びればいいのかを調べた研究があります。

７月の晴れた日の紫外線で検討した結果、茨城県つくば市では午前９時で約６分、正午で３分半、午後３時で約10分の日光浴が必要でした（次ページ表）。

ビタミンD 5.5μgを合成するために必要な日光浴時間

7月の晴れの日の場合

都市	9時	正午	15時
札幌市	7.4分	4.6分	13.3分
つくば市	5.9分	3.5分	10.1分
那覇市	8.8分	2.9分	5.3分

12月の曇りの日の場合

都市	9時	正午	15時
札幌市	497.4分	76.4分	2741.7分
つくば市	106分	22.4分	271.3分
那覇市	78分	7.5分	17分

（出典：J Nutr Sci Vitaminol（Tokyo）. 2013 ;59（4）:257-63.）

しかし、表からもわかるとおり、必要な時間は緯度や時間帯、季節によって大きく異なります。関東で夏に８・５μg（新基準の目安量）のビタミンDを作ろうと思ったら、１日10分くらいで良さそうですが、冬は日の高い時間帯に30分は外に出た方が良さそうです。

ビタミンK：「骨リッチ」になるために納豆を食べよう！

次はビタミンKです。

カルシウムはオステオカルシンというたんぱく質によって骨に沈着しやすくなります。このオステオカルシンを完成させる栄養素が、ビタミンKです。そのためビタミンKが足りないとカルシウムが骨に沈着しにくくなり、骨折のリスクも高くなります。「日本人の食事摂取基準（２０２０年版）」によると、成人のビタミンKの目安量は１日１５０μg。骨粗しょう症のガイドラインではもっと多く、２５０〜３００μgを推奨しています。

ビタミンKは、**ほうれん草**や**モロヘイヤ**のような緑黄色野菜にも含まれていますが、とりわけ多いのは**納豆**です。

ビタミンKを多く含む食品

食品名	1食の目安量	カルシウムの量
納豆	50g（1パック）	300μg
小松菜	80g（お浸し小鉢1杯）	168μg
キャベツ	100g（2枚）	78μg
青汁	100g	1500μg

※「日本食品標準成分表2015年版（七訂）」をもとに作成

納豆1パックで1日の推奨量をクリア！

1パック（約50g）に３００μgのビタミンKを含んでいるので、朝に1パック食べるだけでガイドラインの推奨量をクリアできてしまいます。

青汁も１００gで１５００μgも含んでいます。

実際、納豆をあまり食べない西日本では、寝たきりにつながりやすい大腿骨近位部骨折（太ももの付け根の骨折）が多いという報告があります。

１９８７年から２００７年まで20年間のデータを分析した研究では、大腿骨近位部の骨折は明らかに東日本よりも西日本の方が多いこと、この差はビタミンKの摂取量と関係していることがわかっているのです。

日本だけではなく、ビタミンKの摂取量が少ないと大腿骨近位部骨折が多くなるという疫学調査は、海外にもあります。

手っ取り早くとりたい人には「サバ缶」と「納豆」がおすすめ！

というわけで、骨を強く保つために欠かせない代表的な栄養素として、ここまでカルシウム、たんぱく質、ビタミンD、ビタミンKの４つを紹介してきました。

これらの栄養素を効率よくとれる食品として、私が往診時に勧めるのは、カルシウムの解説でも紹介した**サバ缶**です。

骨ごと煮込んだサバ缶は、DHA（ドコサヘキサエン酸）やEPA（エイコサペンタエン酸）といったオメガ3脂肪酸が多いことで注目されていますが、たんぱく質、カルシウム、ビタミンDと、今回挙げた「骨に良い栄養素」もたっぷり含まれています。

骨に良い4つの栄養素を手っ取り早くとりたい人は、サバ缶と納豆を欠かさず食べるようにするといいでしょうと診察時に説明しています。

骨を強くする最強の組み合わせは、サバ缶＋納豆！なのです。

一方、骨を弱くする大量のアルコール、リンを多く含む食品（加工食品など）のとりすぎは控えるようにしましょう。

「腸脳相関」と酪酸菌《らくさんきん》

「腸脳相関《ちょうのうそうかん》」という言葉を聞いたことがありますか？　腸の状態がよくなると、思考がクリアでポジティブになり人生が好転するという意味です。

腸内は約100兆から1000兆の細菌が棲みついているといわれています。善玉菌、日和見菌、悪玉菌に分類されて善玉菌2割、日和見菌7割、悪玉菌1割の状態に腸内を整えるのが理想と考えられています。

では、どのようにすればこの理想の腸内環境になるのでしょうか。

私は、適度な運動と**酪酸菌**《らくさんきん》がそれを達成すると考えています。

運動は腸内の血流を改善させて、腸内の環境を改善させます。

また、酪酸菌は「ミヤBM」という健康保険適応の薬があるのでこれを毎日服用しています。ミヤBMを内服することにより、腸内細菌の状態の中で善玉菌が増えるといわれているのです。

1カ月間ほど内服すると、快便となり頭がいつもスッキリする感覚になります。

脳がポジティブになると、前向きな思考がどんどんと増えていき、結果的に人生が好転していきます。

ダイエットをする上でも、前向きな思考はとても大事です。

「骨リッチ」になれて、さらにダイエットもできる。

これを意識して酪酸菌を積極的にとることを私はお薦めしています。

腸内環境とアンチエイジング、自律神経

私は往診専門整形外科医として活動していますが、抗加齢医学の専門医でもあります。抗加齢医学の学会に参加すると、内科・外科・美容皮膚科・眼科の先生などが様々な発表をされていて、とても刺激を受けます。

その中で、最近私が関心を持っているのが腸内環境と抗加齢（アンチエイジング）です。

腸は第二の脳ともいわれています。腸は自律神経と連動しているからです。

さらに、腸には免疫機能があったり、腸からホルモンが分泌されることも知られています。

読者のみなさんは、便通は毎日快適でしょうか？

毎日の便通が快適な読者の方は、自律神経が安定しホルモンの中でも幸せホルモンと呼ばれているセロトニンが多く分泌されているはずです。

逆に便通が乱れている読者の方は要注意。

リラックスの神経である副交感神経が安定せず、緊張の状態が続いているかもしれません。

腸内フローラ

私たちの大腸内には腸内細菌が棲みついており、その細菌たちの生態系を**腸内フローラ**といいます。腸内細菌は私たちの体の働きにさまざまな影響を与え、健康状態や病気の発症などとの関連が注目されています。体にとって有益であると考えられる細菌は善玉菌（乳酸菌やビフィズス菌など）、有害な影響を与える細菌は悪玉菌（ブドウ球菌やウェルシュ菌など）と呼ばれています。

腸内細菌は、バランスを保ちながら共存しています。腸内フローラのバランスが崩れるとおなかが張ったり、便秘や下痢になったり、肌が荒れたりと体調を崩しやすくなりますが、このバランスにはストレスも関係していることがわかっています。

腸脳相関のしくみ

腸は「第二の脳」とも呼ばれる独自の神経ネットワークを持ち、脳からの指令がなくても独立して活動することが可能であり、脳がなく腸だけがある生物も存在します。生物が原始的なものから高度なものに進化していく過程で、最初に作られたのは腸だといわれています。クラゲやイソギンチャクなどは、脳を持っていませんが、腸は持っています。脳には神経細胞が約1億個あるといわれていますが、腸にも神経細胞が約1000億個あり、クラゲやイソギンチャクは脳がなくても生活ができるのです。

脳と腸は自律神経系、内分泌系、免疫系の三つの経路を介して、互いに影響を及ぼしあっています。これが「腸脳相関」のしくみです。脳から腸への情報伝達（脳→腸シグナル）と腸から脳への情報伝達（腸→脳シグナル）が、一方的ではなく双方向的に影響を及ぼしています。

自律神経系では、副交感神経が優位になったときに腸は活発に動き、お腹が動き消化がすすみます。ストレスを感じたときは交感神経優位になりやすく、食欲が低下したり、ストレス食いのときには消化が進まず、胃もたれを起こしたりもします。

内分泌系は、不安やうつに関わる行動に関係しています。

免疫系は、細菌やウイルスなどの異物から体を守るしくみのことです。善玉菌は、免疫細胞の活性化にも関わっているので、腸内フローラを整えることが免疫機能の活性化に必要になります。ストレスを感じると下痢気味になったり、試験前に緊張するとトイレに行きたくなったりする人もいます。

脳と腸は迷走神経（胃、小腸、大腸や心臓、血管など内臓に多く分布し、体内の環境をコントロールしている神経のこと）を介してつながっており、ストレスを感知すると腸内環境が変動することで、腸内フローラが変わり、二次的に自分の体に作用する可能性が示唆されています。

なぜ腸の調子が悪いと「骨リッチ」になれないのか？

では、なぜ腸脳相関が良くないと「骨リッチ」になれないのでしょうか？

ストレスを感じると、交感神経が優位になって消化機能が低下します。

腸内フローラのバランスが崩れ、悪玉菌が優勢になり、便秘や下痢を引き起こしやすくなります。

また腸の働きが鈍くなると、その情報を脳がキャッチするので、さらにストレスになります。

そして、交感神経の活動が活性化したままですと筋肉がリラックスすることがなく、筋力低下が発生するという悪循環に陥っていくのです。

腸からは「幸せホルモン」セロトニンが分泌されている

神経伝達物質の1つとして、セロトニンがあります。セロトニンは心の安定や、平常心などに関わりがあるだけでなく、脳を活性化するために必要なものです。

幸福感、リラックス、安心感などをもたらすので「幸せホルモン」ともいわれています。では、セロトニンはどこで作られているでしょうか？

答えは腸です。セロトニンの約90％が腸で作られています。（血液で約8％、脳で約2％作られます。）セロトニンの原料はたんぱく質です。食事をして体内に摂取したたんぱく質が分解される過程でアミノ酸（トリプトファン）が発生します。そのアミノ酸から腸内でセロトニンが合成されるのです。合成されるのが腸内ですから、便秘が続いたりして腸内環境が悪化すると、セロトニンの合成が低下していきます。

「幸せホルモン」であるセロトニンの低下は、イライラや不安の増加という精神状態の悪化をもたらします。そして、そのような状態で長期間生活していると姿勢の悪化や、筋肉の緊張、自律神経バランス不全を引き起こし、全身の筋力低下をも引き起こす負の悪循環に陥るのです。

「腸活」することで「骨リッチ」になれる！

では、どうすれば「幸せホルモン」であるセロトニンの合成を増やすことができるのでしょうか？

これはいわゆる**「腸活」**ということになりますが、これまでご説明したとおり、腸活はすなわち「骨リッチ」につながる「骨活」でもあるので、とても重要なのです。

①食事

セロトニンはトリプトファンというアミノ酸から作られるので、トリプトファンが入った食事を意識しましょう。

トリプトファンは**豆腐**、**納豆**、**味噌**、**チーズ**、**ヨーグルト**、**バナナ**、**ナッツ**に多く含まれています。私は、朝、昼ともにナッツとヨーグルトを摂る生活を継続しています。

ヨーグルトは、自分にあった乳酸菌がどれなのかは摂取しないとわかりません。1週間から2週間摂取し続けて便通や体調の変化を確認してみましょう。どの乳酸菌が合うかは、なかなかわからないものです。

私も長い時間悩んでいましたが、今は酪酸菌の内服薬をベースにしているので、ヨーグルトはたんぱく質が多く含まれるものを選択しています。確かに、便通はよく心は前向きで健康に生活させていただいています。

蛇足ですが、前向きでいると若々しくなります。腸内環境が良いと美肌にも良いといわれています。

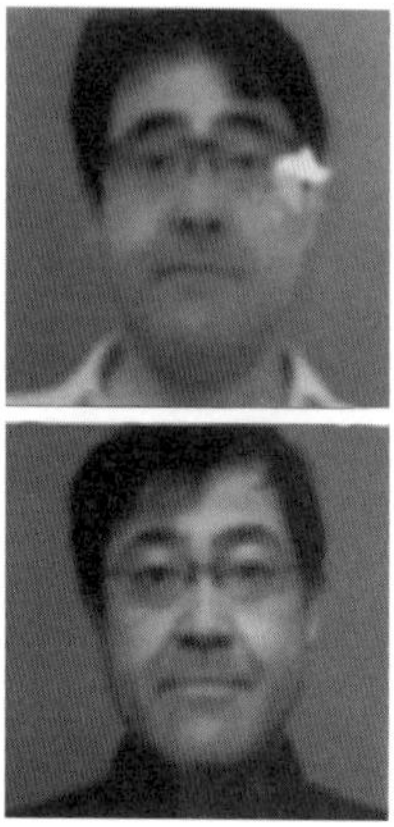

上の2枚は私の運転免許証の写真です。免許証の写真はアンチエイジングの鏡と私は思っているのですが、下の最新の更新時の方が若く見えます。これがトリプトファンを多くとる生活の答えでもあると思います。

・よく噛んで食事をしよう

私は大学病院にいた頃は、手術の合間に食事をしていました。家に帰っても、いつ病棟から電話がかかってくるか不安でついつい大食いの早食いで食事をしていました。早食いをすると、脳が「満腹だ」と理解する前に食べ過ぎてしまうので、大食いになってしまいます。そして、よく噛まないで飲み込むようにして食べてしまうと交感神経が活性化し、副交感神経の働きが低下します。これは、筋肉にはよくない状況です。副交感神経が働かないと腸の動きが悪くなり、消化・吸収がうまくいきません。そうすると余ったエネルギーが体脂肪になってしまうのです。体重が増えることも筋肉には大敵です。

このような状態を防止するのは、**よく噛む**こと。私は50歳を超えた今、食事を口に入れたら一度箸を置き、最低30回噛むようにしています。

メジャリーガーがベンチでガムを噛んでいるのを中継で見たことがありますよね。チューインガムを使った実験では、ガムを噛むことで脳の血流がよくなり、小脳や前頭葉の運動野ではなんと10～40％も血流が増加していることが認められました。

また自律神経において、ガムを噛むと深い睡眠や瞑想の際に見られる脳のアルファ波が増加するという結果が判明しています。これは副交感神経の働きが高まり、心身が非常にリラックスしたためだと考えられます。さらに、咀嚼のリズムや表情筋が緩むことで副交感神経の働きが高まり、自律神経が安定することが知られています。よく噛んで食事をすれば、脳は活性化しつつも、心は穏やかで平常心を保てるのです。

メジャーリーグの選手たちがよくガムを噛むのは、まさにこのため。私たちも、緊張する会議の前、イライラして怒りを抑えられないときなどにガムを噛むと、不思議と平常心を取り戻すことができ、心身のパフォーマンスがアップします。

②生活習慣

セロトニンの合成を増やすには朝日を浴びることが大事です。日光浴の時間を意識して増やしましょう。時間にして1日20〜30分が目安です。日光浴をすると体内でビタミンDの合成も増加します。ビタミンDにも免疫力強化、抗うつ作用があります(ビタミンDには骨粗しょう症予防効果もあります)。つまり、朝日を浴びると気分が上がるというのは、このようなセロトニンとの関係があるのです。

朝日を浴びるためには、早起きはとてもおすすめです。私の著書の1つに『院長はなぜ始発から2番目の電車で出勤するのか?』(ライトワーカー)がありますが、私は開業医時代、始発から2番目の4時52分の山手線で通勤していました。

なぜ、始発から2番目かは拙著を読んでいただきたいのですが、夏の時期は浜松町あたりで神々しい朝日を浴びて、起床時の副交感神経優位の状態から、交感神経への切替スイッチが押された感覚を実感していました。

〝早起きは三文の得〟といわれますが、私は健康を維持して前向きな気持ちで生活ができる習慣だと思うので「早起きは3億の得」だと信じています。

ぜひみなさんも朝日を浴びる時間を増やしてみませんか？

③運動

セロトニンは、リズミカルな運動で活性化します。ウォーキング、ランニングなど一定のリズムで行う運動がおすすめです。

朝日を浴びてウォーキングやランニングをする。これがセロトニンを増やす最強の運動だと思います。朝にランニングする人は、その爽快感がやめられないと言いますが、これはセロトニンを増やすからという理由があったのです。

もっとも、最近は紫外線の影響も言われています。運動の際は、直射日光に気をつけて、帽子をかぶるようにしましょう。脱水症になっては元も子もないです。

とくに熱中症の予防は、万全に行ってください。

処方箋5：自律神経を整える

自律神経を整えて無意識に「骨リッチ」になる

無意識のうちに豊かな骨＝「骨リッチ」になれると言われると興味が沸きませんか？神経は「中枢神経」（脳と脊髄）と、体中に張り巡らされている「末梢神経」に分けられます。

末梢神経は意思によって身体の各部を動かす「体性神経」と、意思に関係なく刺激に反応して身体の機能を調整する「自律神経」に分けられます。

暑いときに手であおぐのは体性神経、汗が出るのは自律神経の働きです。

この自律神経は、**交感神経**と**副交感神経**という逆の働きをする2つに分かれています。交感神経は身体を活発に動かすときに働き、副交感神経は身体を休めるときに働きます。

これらが互いにバランスを取りながら身体の状態を調節していますが、このバランスが崩れることがあり、その原因として、不規則な生活によって自律神経が興奮し続けること、ストレスによる刺激、更年期におけるホルモンの乱れ（更年期障害）、先天的要因などが挙げられます。その際の全身的症状はだるい、眠れない、疲れがとれないなど、器官的症状として頭痛、動悸や息切れ、めまい、のぼせ、立ちくらみ、下痢や便秘、冷えなど多岐にわたります。また精神的症状として、情緒不安定、イライラや不安感、うつなどの症状が現れることもあります。

治療法として、ホルモン剤などによる対症療法や睡眠の周期を整える行動療法などがありますが、ストレスのコントロールと生活習慣の改善（規則的な睡眠と食事）が最も大切なことです。

では、「骨リッチ」になるために、この自律神経とどうつき合えばいいのでしょうか？

交感神経系の働きが高まると、骨の形成が抑制されるといわれています。

さらに、ＲＡＮＫＬという物質の発現を促し、破骨細胞を活性化するため、骨の破壊・吸収が進みます。

交感神経の亢進→骨の形成低下と骨の吸収の亢進→骨粗しょう症の進行→「骨貧乏」のリスク増大となるのです。

一方、リラックスを司《つかさど》る副交感神経を刺激するとどうなるでしょうか？

マウスの甲状腺に分布する副交感神経を電気刺激した実験では、副交感神経を刺激したマウスの下肢の骨密度の上昇が認められたそうです。

これは、副交感神経の刺激により甲状腺からカルシトニンという骨の吸収を抑制する物質が増加したためと考えれています。人間で甲状腺を電気刺激することは難しいのですが、食事を飲み込むなどの刺激で甲状腺の刺激効果が期待できます。

というわけで、みなさんも**無意識に「骨リッチ」になるためには、交感神経を優位にするよりもリラックスして副交感神経を優位にする**ことをおすすめします。

また、食事の刺激でも副交感神経を優位にさせる可能性があるので、味わって食事をすることは大切です。

処方箋6：「骨リッチ」ダイエットのススメ

骨貧乏から抜け出す！　たんぱく質とカルシウムを上手に取り込む方法

ダイエットをすれば、体が軽くなり片足で立ったときの負担が減ります。

特に、膝関節の内側には体重の４～５倍の重さがかかります。

５kg減量するだけで、20kgくらいの負担が減るのです。

でも、どうやってダイエットするの？という方はいまだに多くおられます。

私も、実はもうすぐ１００kgの97kgというところにいました。

現在の体重は81kg。16kgの減量に成功したのです。膝にとっては、50kg以上の負担が減っていることになります。これだけの重量が減るとかなり体が軽く感じます。

しかし、私もここまで来るのに相当な苦労をしました。さまざまなダイエット情報が巷に溢れかえっています。医師の私でも、納豆ダイエット、バナナダイエット、低糖質ダイエットなどを試し、ことごとく失敗していました。

私が行きついたダイエット法は栄養・運動・リラックスをミックスした**「骨リッチ」ダイエット**と、プチ断食ダイエットを掛け合わせたダイエット方法でした。

「骨リッチ」ダイエットと同時期に、何も食べない時間を作っていくのです。

例えば、家族が用事で夕食を一緒にとれなさそうだというときは、あえてその日の夕食はとらないことにするなど、空腹の時間を意識して作るようにするのです。

空腹の時間を長く取ることにより、「ケトジェニック」といって、脂肪を燃焼しやすい状態になります。蓄えていた脂肪を消費するイメージです。

また、空腹でいると免疫力が上がる「オートファジー」という状態になりやすく、健康度も上がります。

ベースには「骨リッチ」ダイエット。

そして、スケジュール次第での空腹時間を多く取るダイエットを敢行することにより、計画的に健康的にダイエットができるでしょう。

では、具体的に「骨リッチ」ダイエットのやり方をご紹介します。

「骨リッチ」ダイエットは、栄養7割、運動2割、睡眠1割がカギ

「骨リッチ」ダイエットとは、実際にはどんなものでしょうか？

それは、栄養素を意識したダイエットということになります。

骨の強さは、骨質＋骨密度からなるとは前述しました。

骨質はたんぱく質（コラーゲンペプチド）から構成され、骨密度はカルシウムから構成されます。

そうです。**「骨リッチ」ダイエットとは、たんぱく質とカルシウムという栄養素を意識してダイエットを行うこと**なのです。

たんぱく質・カルシウムを意識するダイエットとは？　次の３つがポイントです。

①カルシウムとたんぱく質を上手に取り込む
②骨に負荷を与える
③代謝を上げる

①カルシウムとたんぱく質を上手に取り込む

「骨リッチ」ダイエットでは、カルシウムとたんぱく質を意識して栄養を摂ることが大切です。

血液中のカルシウムが低下すると、それを感知した骨からカルシウムが放出されて、血液中のカルシウム濃度を高めます。

これは「ホメオスターシス（恒常性）」といわれる性質で、常にカルシウム濃度を一定に保とうとするのです。

ということは、食事からしっかりカルシウムを摂取すれば、骨からのカルシウムの放出（骨の再吸収）は少なくなります。

たんぱく質は、骨質と相関すると前述しましたが、たんぱく質を十分に摂ることで骨を構成するコラーゲン架橋と呼ばれる構造がしっかり保たれます（1日に必要なたんぱく質量は、118ページでお話ししました）。

「骨リッチ」ダイエットには、カルシウムとたんぱく質を意識した食事が大事ということをインプットして取り組んでみましょう。

・なぜ、カルシウムとたんぱく質を意識するだけでやせるのか？
——食べる時間配分が肝！

「時間栄養学」という概念があります。

私たちの体は、１日が24時間以上あるというプログラムで出来ているといわれています。25時間あると体が認識しているという説や、24時間10分程度であると認識しているという説があります。

私たちは、体がそのように認識しているズレを修正して、一日一日を生活する必要性があるのです。１日10分のズレでも、修正しないと１週間で１時間以上のズレになりますので、修正が必要です。

では、この時間のズレを修正するにはどうするのか。

これには、**食事**と**日光**が大事なのです。

あれ？　食事と日光って「骨リッチ」になるための必須項目だったなぁと感じた読者の方もおられるのではないでしょうか？

そうなのです。

「骨リッチ」になるために必要な食事と日光は、実はダイエットの必須項目でもあったのです。

・朝食で時間のズレをリセットしよう！

朝食を抜くダイエットとして、さまざまな方法が紹介されてきました。

私自身、朝食を抜いて頑張っていた時期もありますが、午前中の仕事のパフォーマンスが落ちるのと、昼食をたくさん食べてしまい急激な高血糖になってしまう危険性を感じていました。

急激に血糖が上がると、糖尿病や動脈硬化のリスクが上がります。

そこで、朝食に選んだのが、カルシウムとたんぱく質を重視した食事内容です。

・体内時計をリセットするために、往診専門整形外科医の選んだ朝食とは？

試行錯誤を重ねて、私が選んだ朝食は**バナナ、ヨーグルト、ナッツ、ホットコーヒー**の組み合わせです。

時々、家族がリンゴやキウイを用意してくれることがありますが、基本的には私一人で朝食を食べることが多いです。これは、朝の時間をジョギング、筋トレや原稿作成の時間にあてており、早朝４時には起きているためです。

バナナの糖質、ヨーグルトのたんぱく質、ナッツのカルシウムに加えて体内時計をリセットするためのコーヒーのカフェイン有効性が高いと思っています。仕事のパフォーマンスが上がるとともに、「骨リッチ」になれる朝食と言えるでしょう。

・日光を浴びて体内時計をリセットしよう

繰り返しになりますが、毎朝、日光を浴びましょう。

時間にして、10分でも効果的です。

朝日を浴びることで、体内時計がリセットされて朝が始まるという信号を脳に与えることができます。

朝に10分間散歩して、朝日を浴びる。

この習慣が「骨リッチ」ダイエットの習慣と言えるでしょう。

朝、朝日を浴びると幸せホルモンのセロトニンも分泌されます。

幸せな気分で一日をスタートする。とても大切な習慣と言えるでしょう。

ことです。

②骨に負荷を与える

「骨リッチ」ダイエットに必要なことは、運動して全身の骨に負荷を与えるということです。

骨は、負荷が加わらないと、強度が弱くなります。骨の強度を強くして、全身の代謝を上げる運動を取り入れましょう。具体的には、181ページの**「かかと落とし」**と88ページの**「フロントランジ」**です。

・25分間の集中と5分の休息

「どうすれば、『骨リッチ』ダイエットを効率よく継続して行うことができるでしょうか?」という質問を、往診の際に患者さんから受けることがあります。

私は「ポモドーロ・テクニック」という方法を患者さんに説明することにしています。

ポモドーロ・テクニック(英:Pomodoro Technique、ポモドーロ法)とは、1980年代にイタリア人フランチェスコ・シリによって考案された時間管理術です。

このテクニックではタイマーを使用し、一般的には25分の作業と5分の休息時間で作業時間と休息時間を分割します。

具体的な手順は以下のとおりです。

1. 達成しようとするタスクを選ぶ
2. キッチンタイマーで25分を設定する
3. タイマーが鳴るまでタスクに集中する
4. 少し休憩する（5分程度）
5. 2～4を4回繰り返す。

私は骨リッチダイエットについては**作業時間10分・休息時間5分を2回繰り返す**ことで十分だと説明しています。

つまり、10分間集中して**「骨リッチ」筋トレ**（80ページ以下）または**「骨リッチ」体操**（174ページ以下）の中のいずれかを行い、5分間休憩。

その後また、いずれかの筋トレまたは体操を行い、5分間休息するのです。

合計で30分が1ポモドーロということになりますが、これを**1日2回合計1時間**行うことができれば、骨リッチへの近道になるでしょう。

人間の集中力は長続きしないものです。しかも、患者さんの体力は十分でない方も多くおられます。集中してエクササイズを行うことがとても大事なことなのです。

③代謝を上げる

骨リッチダイエットについて大事なのは、代謝を上げるということです。

ついつい、私たちは運動をしているその瞬間やそのあとすぐに「やせている」ということを期待しがちです。

しかし、「骨リッチ」ダイエットは全身の代謝を上げることで、やせていきながら筋力が鍛えられて骨が強くなる！ということがコンセプトです。

「骨リッチ」筋トレ&「骨リッチ」体操をすることで、エクササイズをした後も運動しているように脂肪の分解が進み、自然と引き締まったボディが手に入るのです。

理想の体型、理想の筋肉、理想の骨質を達成するのが「骨リッチ」ダイエットの真髄なのです。

運動したその瞬間にやせるという意識でなく、運動は代謝を上げるスイッチにすぎない。このことを意識して本書の「骨リッチ」筋トレ&体操を継続してください。

処方箋7：お医者さんに相談すべきこと

骨粗しょう症のリスクを高める他の病気

骨の健康のためには、動脈硬化症や脂質異常症、高血圧、糖尿病などの生活習慣病の予防が大切だといわれています。

なぜなら、これらの病気は骨質を低下させる危険があるからです。

また、喫煙などで有害な物質を長期間吸入することにより生じるＣＯＰＤ（慢性閉塞性肺疾患）は、せきやたん、息切れなどを症状とする呼吸器の病気ですが、影響は全身に現れます。ＣＯＰＤに合併して起こりやすい病気の1つが、骨粗しょう症です。ＣＯＰＤによって生み出されるＴＮＦ－αやインターロイキン6などの炎症性サイトカインと呼ばれるたんぱく質によって、骨の吸収が促進され、骨粗しょう症を来しやすいといわれているのです。

ＣＯＰＤの重症度と背骨の骨折（特に胸椎）には強い相関関係があります。背骨が骨折すると、呼吸機能がさらに低下するので、ＣＯＰＤの症状のさらなる悪化にもつながります。

このように、喫煙が長期化すると呼吸機能に悪い影響を与えるだけでなく、腰曲がりの可能性が高まるのです。

歯周病と骨粗しょう症の関係

歯周病と骨粗しょう症の関係についても、多数の研究報告があります。

歯の数が20本以上ある31~79歳の女性（190例）では、低骨密度の割合が7％であったのに対し、20本未満の女性では32％だったと報告されています。

歯周病も骨粗しょう症と同じく、女性ホルモン（エストロゲン）の減少が影響するため、この二つの病気には相関関係があるのではないかと考えられています。

歯の健康と健康寿命の関係は最も相関性が高いという報告もあり、今後口腔内ケアの重要性が高まっていくものと思います。

歯の健康を保つことが、骨を大切にすることにもつながるとは意外な切り口と思われるかもしれませんが、近年の報告でそれを示唆する報告が増えています。

ぜひ、歯の健康についても見直してみてください。

骨リッチになるために～骨粗しょう症の薬の知識～

近年、薬物療法の進歩により、骨粗しょう症による骨折の危険性を低下させることが可能となりました。

詳細な分類は学術的な専門書にまかせますが、整形外科と抗加齢医学の専門医としての私なりの知見をまじえ、「骨粗しょう症の治療薬」についてまとめてみます。

なお、骨密度が正常でも腰が曲がっている方もおられます。脊骨の変形があっても椎体骨折がない場合もあります。まずは、整形外科専門医を受診して、ご自身が骨粗しょう症であるかないかを診断してもらってください。

・骨粗しょう症の薬の選択肢は増えている

薬物治療をするかどうかを決めるには、患者さんの問診が大事です。家族に大腿骨近位部骨折の方がいるかいないかは問診のキーポイントになります。

なぜなら、家族に大腿骨近位部を骨折した方がいる患者さんの骨折リスクは2倍以上になるからです。喫煙歴、アルコール摂取習慣も必ず聞かなくてはいけません。また、ＦＲＡＸという将来の骨折リスクを判定するツールもあり（32ページ参照）、薬物療法の開始判定に使用されることもあります。

医師はこれらの情報と骨密度、骨吸収マーカー、骨形成マーカーなどの検査結果を鑑みて、内服治療薬を決定します。これまでは骨吸収抑制薬のみでしたが、最近になって骨形成促進薬も登場してきているので、薬剤の選択肢が増えています。

・カルシウム薬

カルシウムは骨の構成成分で、必要不可欠な栄養素です。カルシウム摂取量が不足すると、副甲状腺ホルモンの作用で骨吸収が増加し、骨量が減少してしまいます。

1日500〜2000㎎の補充療法が行われていますが、あまり多く投与すると便秘の副作用もあります。また、単独投与では骨密度上昇や骨折抑制効果も少ないとの報告もあり、他の薬剤との併用が必要です。

・女性ホルモン薬

女性ホルモン薬は、43歳未満で閉経した早発閉経の人の骨粗しょう症予防、および閉経から比較的日が浅く、更年期症状を伴う女性の骨粗しょう症予防や治療に関して有用性が期待できます。

日本で骨粗しょう症治療薬として認可されている女性ホルモン薬「エストラジオール」には、骨密度上昇効果があります。また、骨折抑制についても効果があることを示す臨床結果があります。

女性ホルモン薬は婦人科の先生が更年期障害の治療で処方されることが多く、整形外科専門医が骨粗しょう症の第一選択薬として処方することは、まだまだ少ないのが現状です。

・活性型ビタミンＤ３製剤

活性型ビタミンＤ３は、消化管からのカルシウム吸収を促進する作用に加え、骨の吸収を抑制する作用もあるといわれています。

ビタミン製剤であることから、患者さんに処方しやすいのが特徴です。しかし、高カルシウム血症になる可能性もあり、吐き気やふらつきなどがあれば主治医に相談してください。

また、転倒抑制効果も報告されています。なぜそのような効果があるのか確証はまだありませんが、一説にはビタミンDには筋肉を増強する作用があるからとされています。

ビタミンDは、連日または週1回の服用で、かぜなどの急性上気道感染症の予防に有効であるとの報告もされているので、健康に与える影響は大きい薬といえます。

この薬は、医師の側も患者さんの側も、予防的に使用している場合があります。そのため患者さんが服用を自己判断で中止してしまい、次に外来を訪れたときには背骨の圧迫骨折が起こっていたというケースもあります。このようなことがないように、定期的な通院をおすすめします。

・メナテトレノン（ビタミンK2）

天然のビタミンKには、ビタミンK1とビタミンK2があります。ビタミンK1は緑黄色野菜などに多く含まれます。ビタミンK2は納豆に多く含まれます。また、腸内細菌によっても合成されます。

ちなみに、普通の納豆とひきわり納豆では、ひきわり納豆のほうがビタミンK2の含有量が多いことをご存じでしょうか？　ひきわり納豆は、粒を細かく砕いてあるので表面積が大きくなります。このため、納豆菌が形成するビタミンK２の量が、粒のままの普通の納豆より多くなるといわれています。

・ビスホスホネート薬

ビスホスホネート薬は、骨に取り込まれると破骨細胞をアポトーシス（細胞死）に至らせます。これにより骨吸収機能が抑制され、治療効果を発揮します。欠点は消化管からの吸収率が低いため、内服してから30分間横になってはならないことでしたが、最近では月１回服用するだけでよい製剤もあるので、服用しやすくなりました。

ただ、歯科治療への影響があるため、医師と歯科医師が治療方針を協議して、歯科治療する際は３カ月間の休薬を指導されることもあります。

・SERM（selective estrogen receptor modulator：サーム）

ＳＥＲＭは日本語で「選択的エストロゲン受容体モジュレーター」といいます。エストロゲン（女性ホルモン）とほぼ同等の親和性で、エストロゲンが本来くっつくべきエストロゲン受容体という部位に結合します。これにより、骨に対してエストロゲンと同様の作用を発揮します。

SERMにはラロキシフェン、バゼドキシフェンの2種類が処方可能ですが、どちらも骨密度上昇効果、椎体骨折抑制効果があります。また、裏話ですがエストロゲン様作用により、お肌がすべすべになったという患者さんもいらっしゃいます。

・カルシトニン薬

カルシトニン薬は破骨細胞のカルシトニン受容体に作用し、骨吸収抑制効果を示します。また、鎮痛作用があるのも特徴です。

国内で多く使われているのはウナギカルシトニン由来のものとサケカルシトニン由来のものです。なお、カルシトニン薬は筋肉内注射製剤のみとなります。

・副甲状腺ホルモン薬

骨密度低下の強い骨粗しょう症や、すでに骨折を生じている重篤な骨粗しょう症に用いられます。毎日自分で注射するタイプと、週に1回から2回注射するタイプがあります。他の骨粗しょう症の内服薬と比べて高額ですが、特に骨形成に関しては効果が期待できます。

私は、骨折を起こしてしまった患者さんに用いています。骨折を起こしてしまった部分の骨形成を助ける意味もありますし、次の骨折を防ぐ意味もあります。

・デノスマブ

デノスマブは破骨細胞の形成や活性化に関わる「RANKL（ランクル）」というたんぱく質に作用して働きを抑える薬で、半年に一度皮下注射します。こちらも重度の骨粗しょう症の患者さんに使用しています。骨密度上昇、骨折抑制効果もしっかりとしたデータがあるので、症例を選んで使用します。

・ロモソズマブ

ロモソズマブは骨形成促進剤に分類されますが、最大の特徴は骨形成促進作用と骨吸収抑制作用を両方有する初めての薬であるという点で、世界に先駆けて日本で承認されました。１カ月に１回皮下注射を行い原則１年間継続します。数千人の参加した国際共同試験の結果でも新規骨折抑制率、骨密度の上昇率も高い結果でした。

適応についてはしっかり吟味していく必要がありますが、骨粗しょう症の患者さんにとって福音になることは間違いないと思われます。骨折リスクが高いまたは骨折を繰り返す重度の骨粗しょう症に対して使用されていくことと思います。

・漢方薬

漢方薬の中で八味地黄丸《はちみじおうがん》は下肢《かし》脱力感、疲労感、足腰の冷え、腰痛、夜間の頻尿、男性不妊に用いられることが多い漢方薬です。

八味地黄丸は老化に伴う諸症状の中で、腎虚と呼ばれる内分泌系や免疫機能など全般の機能低下により起こる症状に対して有効とされています。私も、男性の更年期障害で元気がない、眠れないなどの症状でお悩みの患者さんに処方しています。

八味地黄丸は、動物実験で、閉経後骨粗しょう症モデルの骨量増加作用や筋細胞増殖作用が報告されています。即効性という点ではないかもしれませんが、じっくりと効果が出てくるので、「骨リッチ」を目指す方におすすめの漢方薬です。

第4章

往診整形外科
専門医が教えている
「骨リッチ」体操

「骨リッチ」になるにはこの筋肉を鍛えなさい!

「骨リッチ」になるためには、以下に示す5つの筋肉を強化することがとても重要です。

それは、

1. **大腿四頭筋《だいたいしとうきん》**
2. **内転筋《ないてんきん》**
3. **臀筋《でんきん》**
4. **足底筋《そくていきん》**
5. **体幹筋《たいかんきん》**

です。この5つの筋肉を鍛えることにより、歩行が安定し「骨リッチ」になる骨格が出来てきます。

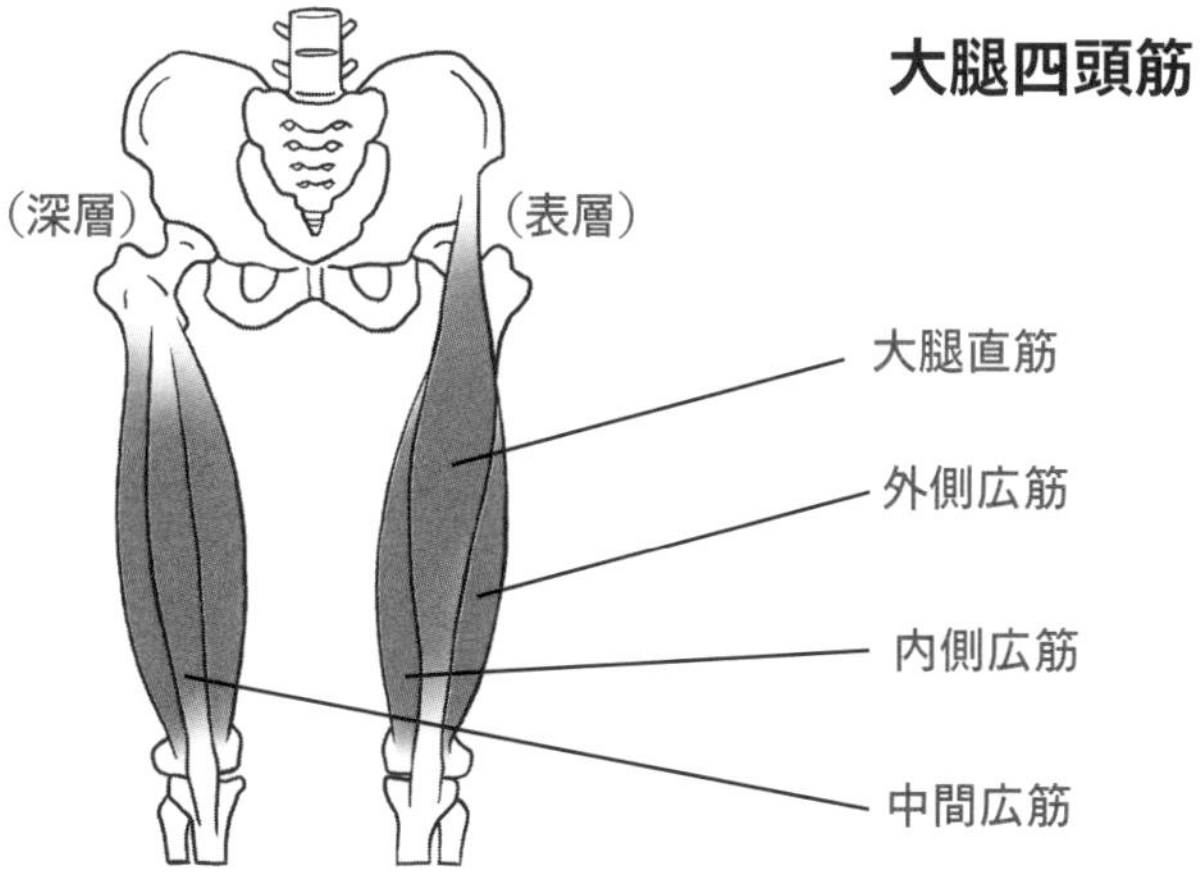

そして、これらの筋肉は時間をかけてトレーニングすれば効果が実感できる筋肉です。

これら5つの筋肉を意識することで骨の不安が減り、豊かな「骨リッチ」に変わっていくのです。

1．大腿四頭筋

「大腿四頭筋」は太腿《ふともも》の前側についている筋肉です。

①大腿直筋《だいたいちょっきん》　②内側広筋《ないそくこうきん》　③中間広筋《ちゅうかんこうきん》　④外側広筋《がいそくこうきん》の４つで構成されていることから大腿四頭筋という名前がついています。

そんな大腿四頭筋の大事な役割として、体重と膝関節を支えるというものがあります。

膝の関節を支える役割を持つ大腿四頭筋が

弱くなると「膝の痛み」の原因となります。

特に「内側広筋」は膝の内側を支えているため、内側広筋が弱くなると膝の内側の半月板や側副靭帯にストレスがかかり、膝の内側を痛めやすくなります。

また、筋肉のバランスとして内側広筋は弱くなりやすく、外側広筋は発達しやすい傾向にあるので、外側広筋はストレッチで柔らかくし、内側広筋はトレーニングで鍛えると、内側と外側のバランスが整い、「膝の痛み」の改善に効果的です。

2. 内転筋

内ももの筋肉をまとめて「内転筋群」と呼びます。具体的には、以下5つの筋肉で構成されており、これらの筋肉は細く、力が弱いのが特徴です。

- 大内転筋《だいないてんきん》
- 長内転筋《ちょうないてんきん》
- 短内転筋《たんないてんきん》
- 薄筋《はっきん》
- 恥骨筋《ちこつきん》

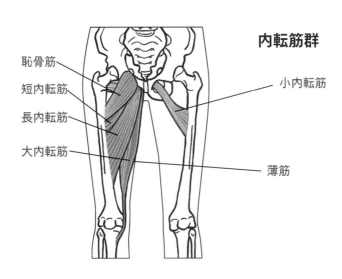

内転筋群の中でもっとも大きいのが大内転筋です。大内転筋は、脚を閉じる動作（股関節内転）で力を発揮します。

これに対して長内転筋と短内転筋は一緒に動き、脚を閉じたり持ち上げたりする動作で力を発揮します。

薄筋は内転筋群で唯一の多関節筋で、その名の通り薄い筋肉です。他の内転筋群と同様、脚を閉じる動作で力を発揮します。

これらの筋肉は日常生活では使われる機会が少ないため、筋力が強くなりにくく、脂肪がつきやすい部位です。そのため筋トレなどで意識して鍛える必要があります。

臀筋

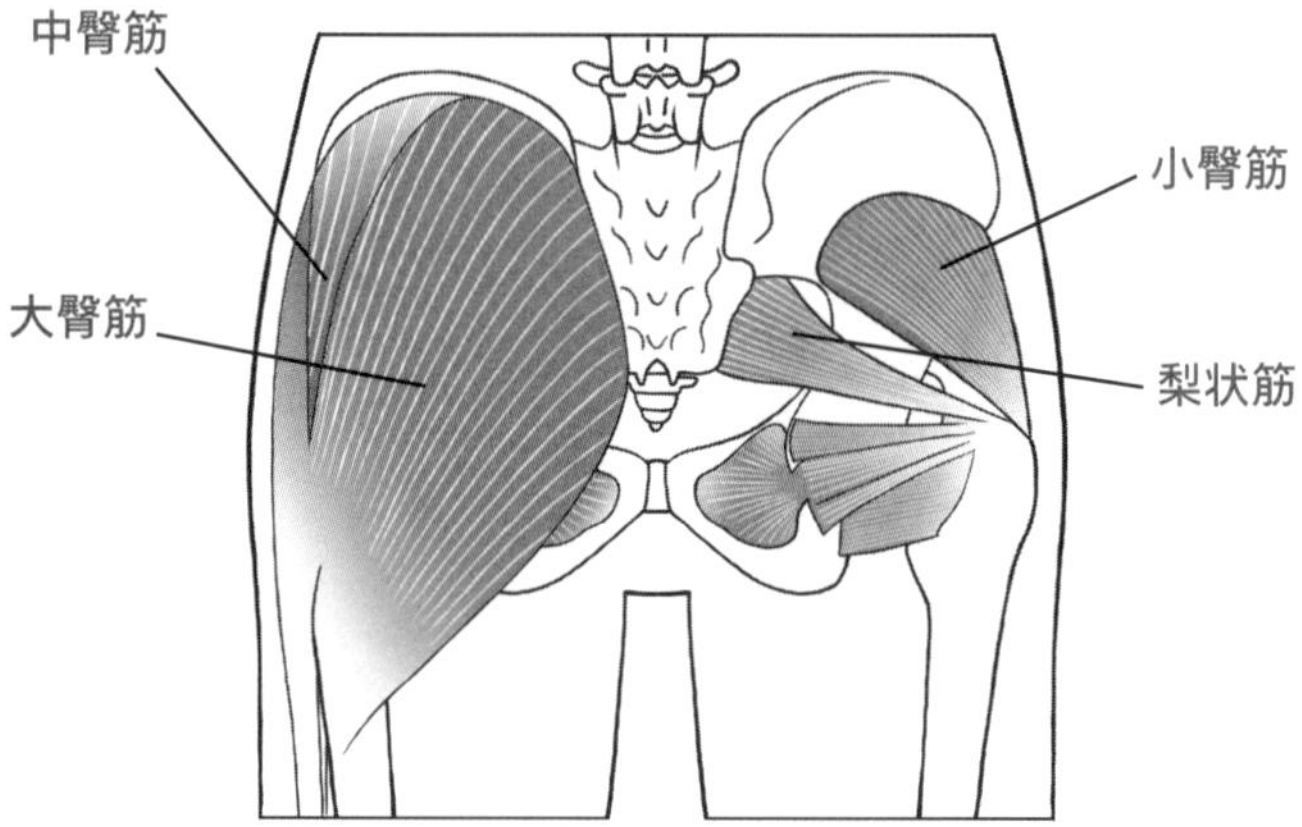

3. 臀筋

もっとも表面にある大きい筋肉が「大臀筋《だいでんきん》」、深部にある「中臀筋《ちゅうでんきん》」や「小臀筋《しょうでんきん》」、そして股関節の動きをコントロールする「梨状筋《りじょうきん》」などが代表的な筋肉です。

臀筋は、表層から深層まで筋肉の層が何重にも重なっています。

どこの筋肉を鍛えているのか意識しながら、トレーニングを行うことが大事です。

コラム

臀筋群を鍛える筋トレメニュー
ヒップリフト

1. 仰向けに寝て、膝を90度に立てる。

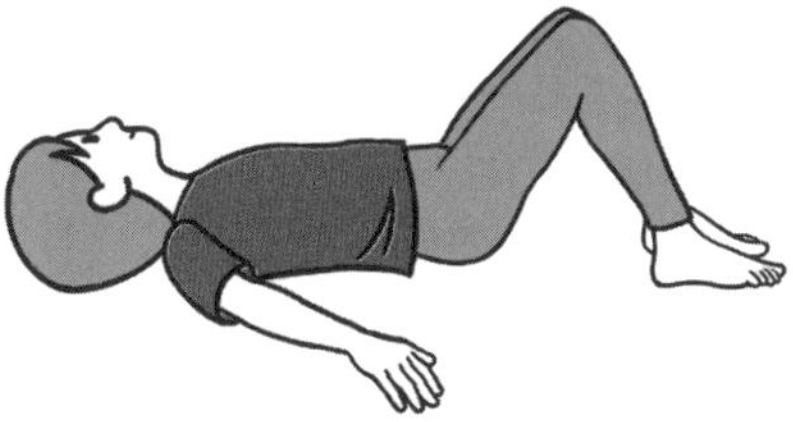

2. 肩・腰・膝が一直線になるように、床から腰を持ち上げる。

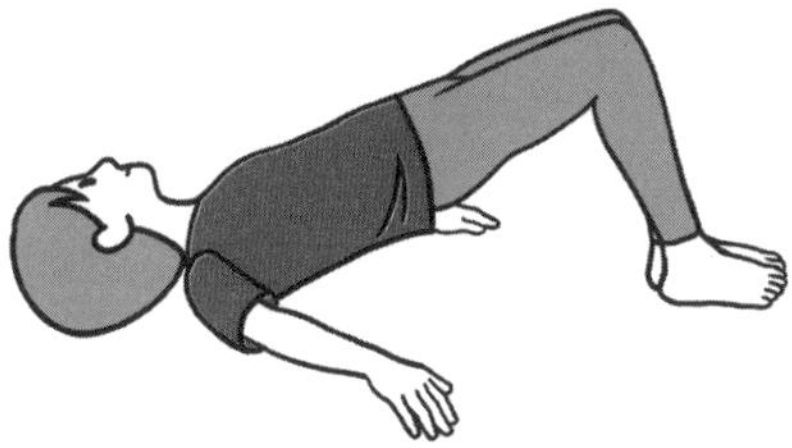

3. お尻を締めるように意識し、姿勢をキープする。

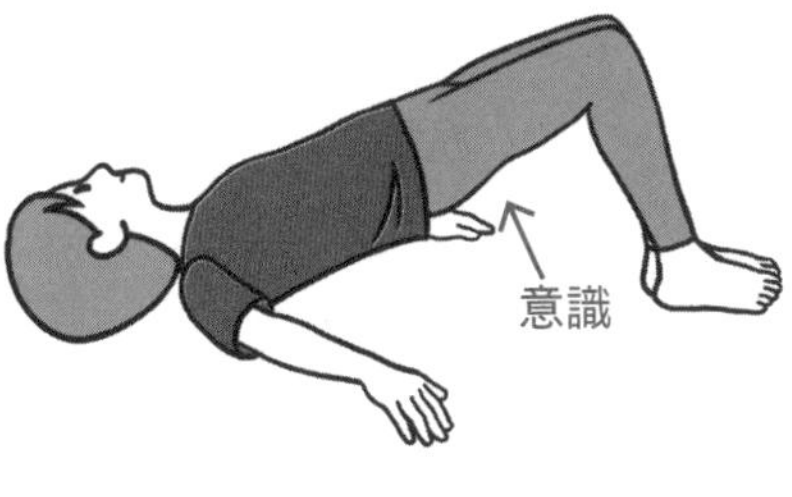

足部の内在筋（第１層）

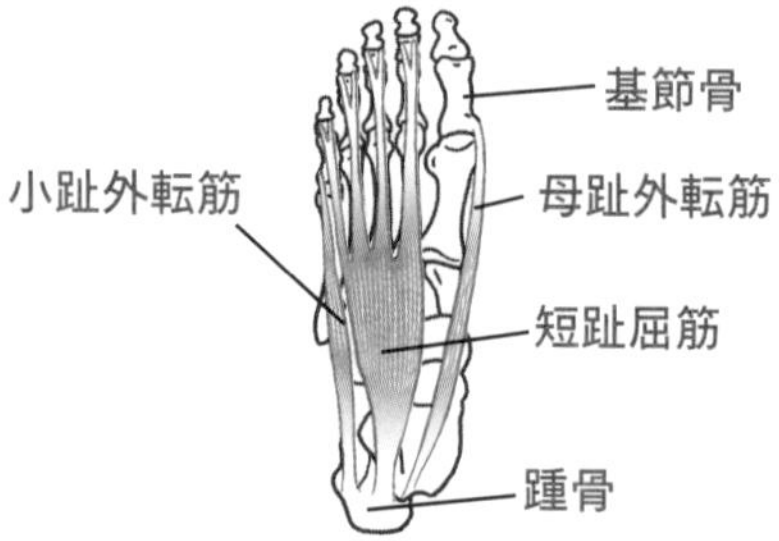

足部の内在筋（第２層）

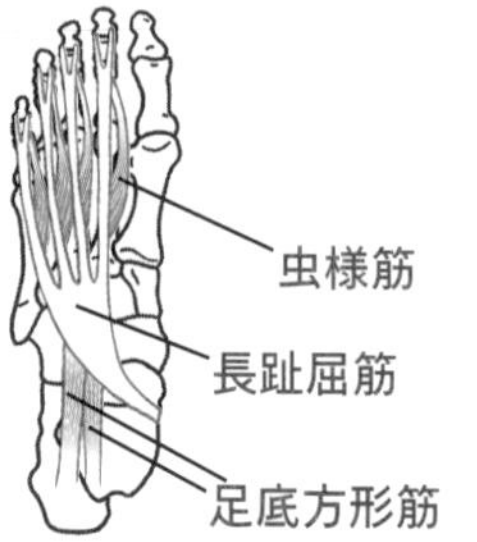

足部の内在筋（第３層）

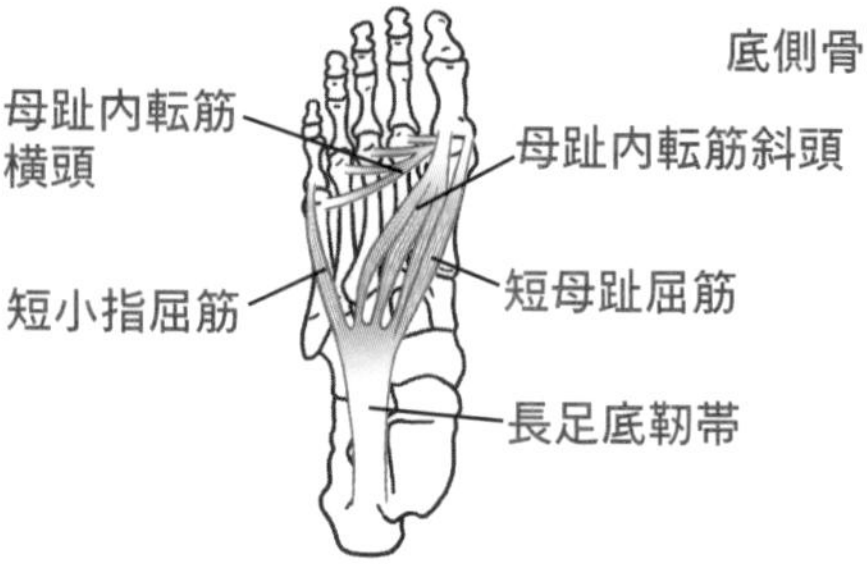

足部の内在筋（第４層）

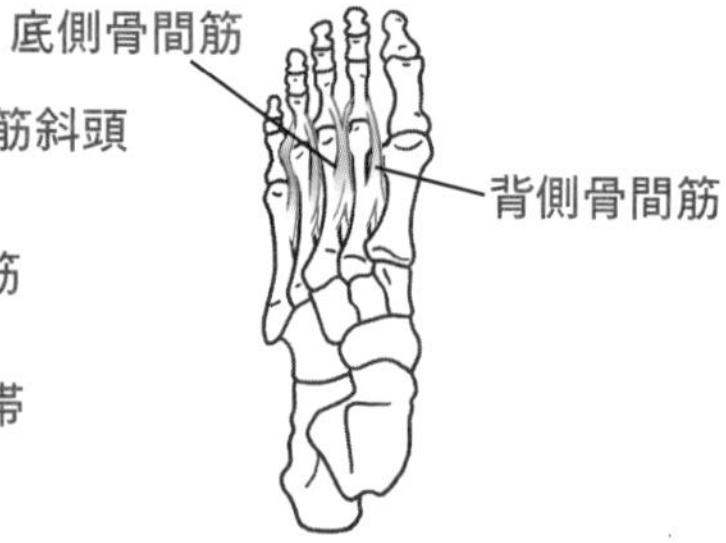

4. 足底筋

足は26個の骨で構成され、足の裏には10個の筋肉がついています。足の裏についている筋肉は、まとめて「足底筋《そくていきん》群《ぐん》」と呼ばれています。

足底筋群は「短母趾屈筋《たんぼしくっきん》」「短小趾屈筋《たんしょうしくっきん》」「母趾外転《ぼしがいてん》筋《きん》」「小趾外転筋《しょうしがいてんきん》」「足底方形《そくていほうけい》筋《きん》」「虫様筋《ちゅうようきん》」など、数多くの筋肉によって複雑に構成されています。

5. 体幹筋

体幹に属する筋肉を総称したものです。内臓を支える機能とともに、運動時のバランスをとるために骨格筋を随意で動かす際は最初に動かす筋肉であるため、この筋肉が弱ると運動が不安定になります。

体幹筋は前体幹筋《ぜんたいかんきん》（腹直筋《ふくちょくきん》、腹横筋《ふくおうきん》、腹斜筋《ふくしゃきん》、大胸筋《だいきょうきん》など）と後体幹筋《こうたいかんきん》（広背筋《こうはいきん》、脊柱起立筋《せきちゅうきりつきん》、僧帽筋《そうぼうきん》など）に分けられます。

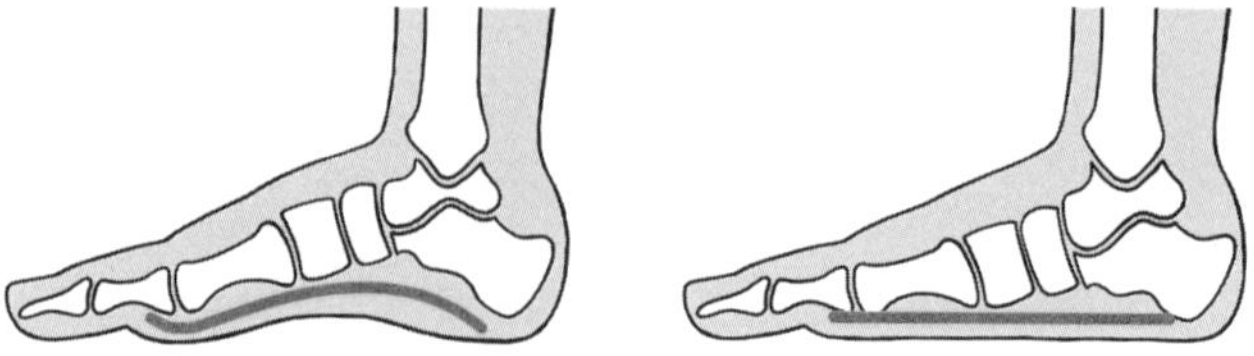

・発揮できるパワーが大きくなる

スポーツに限らず、力を発生させる初めの場所はほとんどが足の裏です。地面と接している足の裏で地面からの反動を受けることにより、体を動かす力が生み出されるのです。しかし足裏が弱く、硬いと、地面からの反動をうまく体に伝えることができず、発揮できるパワーも減少してしまいます。どんなに体幹や足、上半身の筋力が高くても、足の裏が弱ければ力がロスしてしまうのです。

・ケガを防ぐ

足の裏が弱いと、土踏まずだけでなくすべてのアーチが低くなります。アーチが低くなってしまうと、地面を掴むことができずバランス機能が低下し、瞬時に踏ん張る力が弱くなります。それが原因で転倒し、足の裏だけでなく足関節の捻挫を引き起こしたり、膝・股関節へのストレスが増えて痛みが生じるなど、足以外の部分にも影響を与える可能性もあります。

足の裏を鍛えるとアーチをしっかり作ることができるため、障害予防にもなるのです。

コラム

足裏のアーチ

足の裏を知るうえで欠かせないのが、以下３つのアーチです。

1. 足の外側を結ぶ「外側縦アーチ」
2. 親指の付け根からかかとを結ぶ「内側縦アーチ（土踏まず）」
3. 親指の付け根と小指の付け根を結ぶ「横アーチ」

足裏のアーチは、足底筋群やふくらはぎから伸びている後脛《こうけい》骨筋《こつきん》や長腓《ちょうひ》骨筋《こつきん》などによって構成されています。これがバネのように作用して、カラダにかかる地面からの衝撃を和らげているのです。足の裏は鍛えることが少ないため、筋力が低下してしまうとアーチが崩れてしまいます。

足の裏を鍛えるメリットとは

ここでは足の裏を鍛えることによって得られるメリットをご紹介します。

・扁平足《へんぺいそく》を防ぐ

みなさんご存じなのが、土踏まず。土踏まずは、先述した内側縦アーチを指します。足が疲れてくると土踏まずは低く、地面に近づいていくでしょう。その状態が続くことを「扁平足」といいます。

扁平足はアーチがほとんどないために、クッションとしての役割が働いていません。そのため、足の裏が疲労しやすくなり、足の痛みを引き起こす原因にもなります。

「骨リッチ」体操で健康で豊かな骨に！

1. 「ちょいツラ」膝のばし
2. 「ヨチヨチ」つま先歩き
3. 「ドーン」とかかと（踵）おとし
4. 「まっすぐ」木立のポーズ
5. 空気椅子のポーズ
6. 握力を強くする5つの方法
7. 足裏グーチョキパー運動
8. 上級編　ブルガリアンスクワット

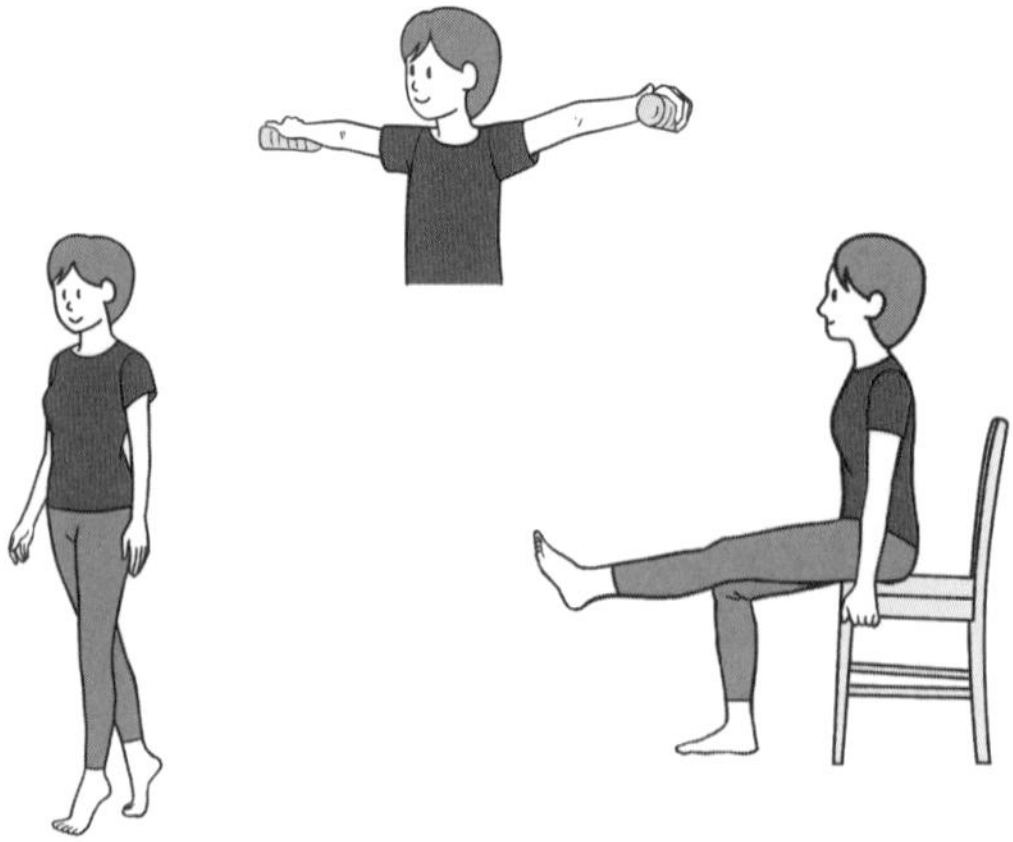

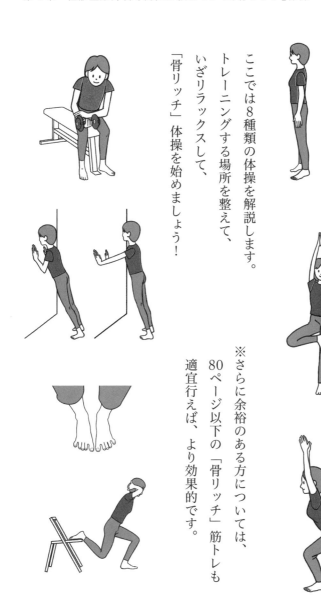

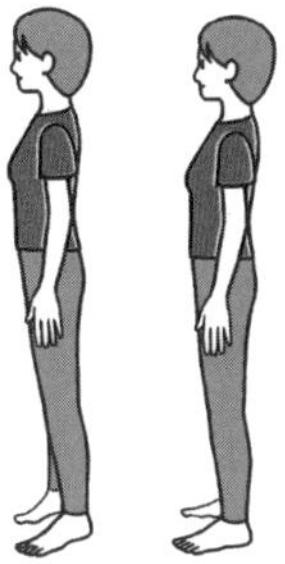

ここでは8種類の体操を解説します。
トレーニングする場所を整えて、
いざリラックスして、
「骨リッチ」体操を始めましょう！

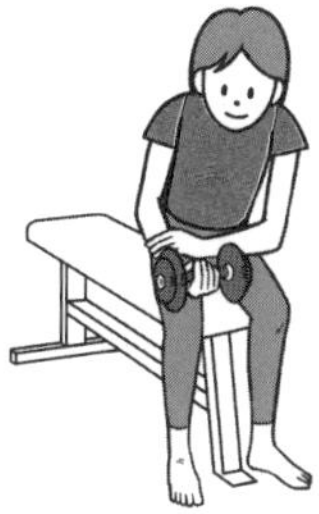

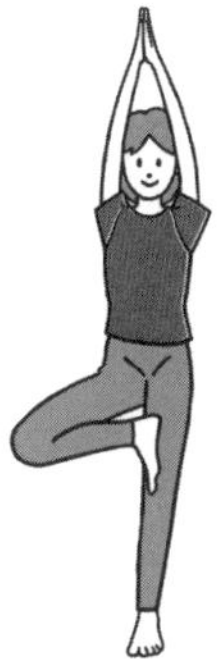

※さらに余裕のある方については、
80ページ以下の「骨リッチ」筋トレも
適宜行えば、より効果的です。

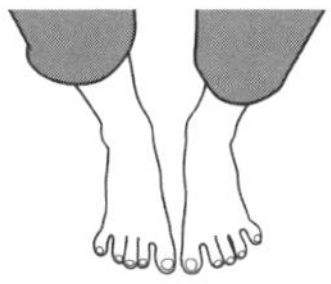

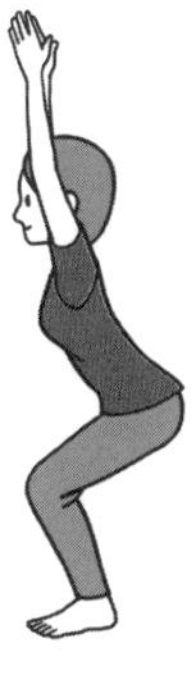

骨リッチ体操

1.「チョイつら」膝のばし

①椅子に深く腰掛け、片方の足をまっすぐ前に上げます。
②その状態で、つま先を体のほうに引き寄せます。
③引き寄せたら、つま先を前へ倒します。
④引き寄せて、止まって、倒す。これを1回として1、2、3のリズムで繰り返します。

1セットが片足ずつ15回。これを1回に2セット行います。
朝昼晩で行って合計6セットを目標に行います。

この体操はすねの筋肉を鍛え、骨リッチになるための基本となるトレーニングの1つです。
片足で立てるようになるためにこのトレーニングを指導することもあります。

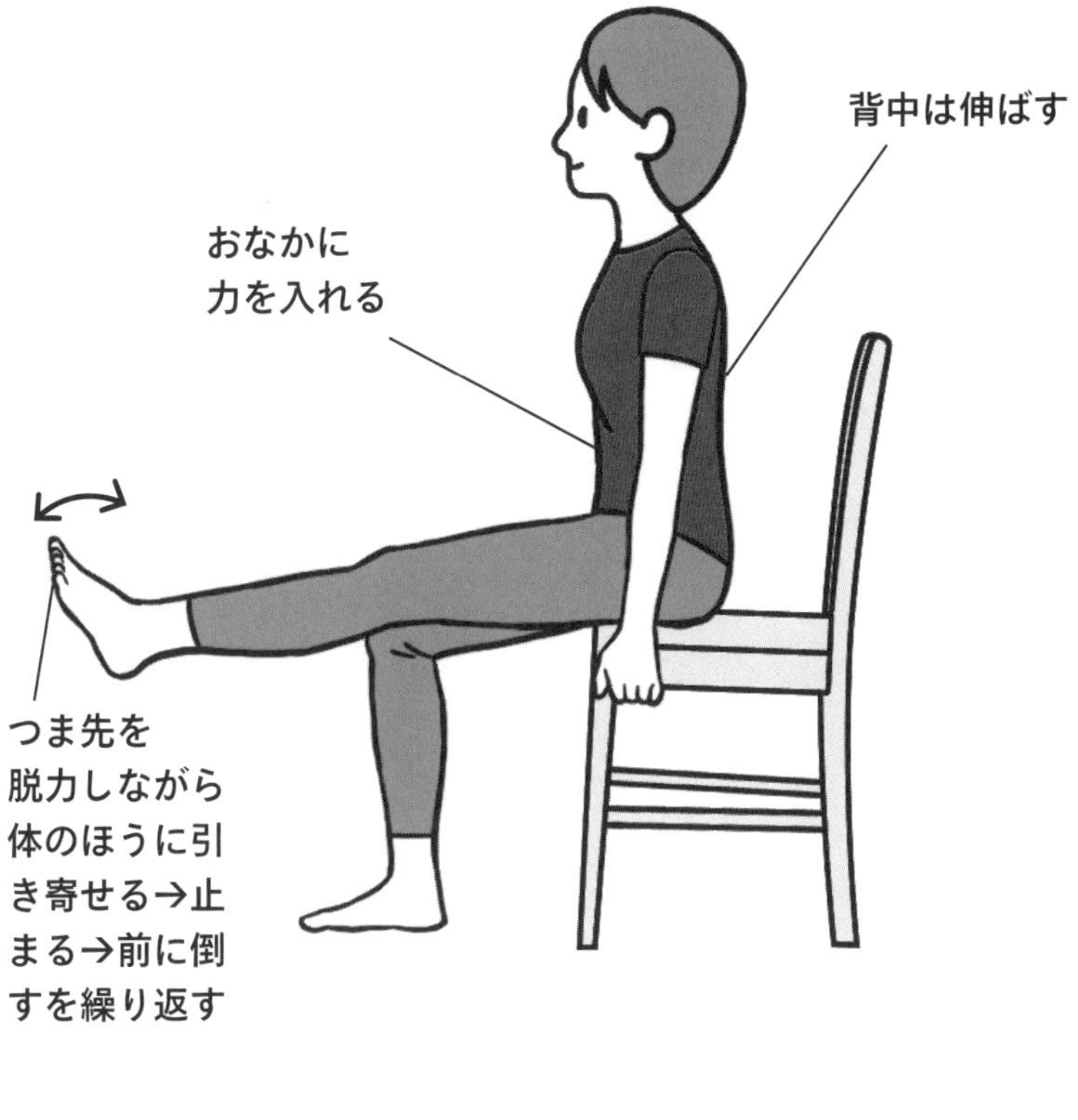
背中は伸ばす
おなかに
力を入れる
つま先を
脱力しながら
体のほうに引
き寄せる→止
まる→前に倒
すを繰り返す

骨リッチ体操

2.「ヨチヨチ」つま先歩き

・O脚になっていませんか？

太ももの筋肉を支えるのは大きく分けて、大腿四頭筋と内転筋です。内転筋は167ページの図のような構成で成り立っています。すなわち、恥骨筋、短内転筋、長内転筋、大内転筋、小内転筋、薄筋です。

これらの筋肉で構成される内転筋が弱くなると、下肢は外転《がいてん》、外旋《がいせん》（外側に開く、外側に回ること）していきます。そうなると、膝関節の内側に重心が多くかかり、内側の関節軟骨が摩耗して、膝がO脚になっていきます。

・「ヨチヨチ」つま先歩きで「骨リッチ」になる！

内転筋を鍛えれば安定した歩行ができるようになり、歩く距離が伸びます。歩く距離が伸びれば「骨リッチ」への近道となるのです。

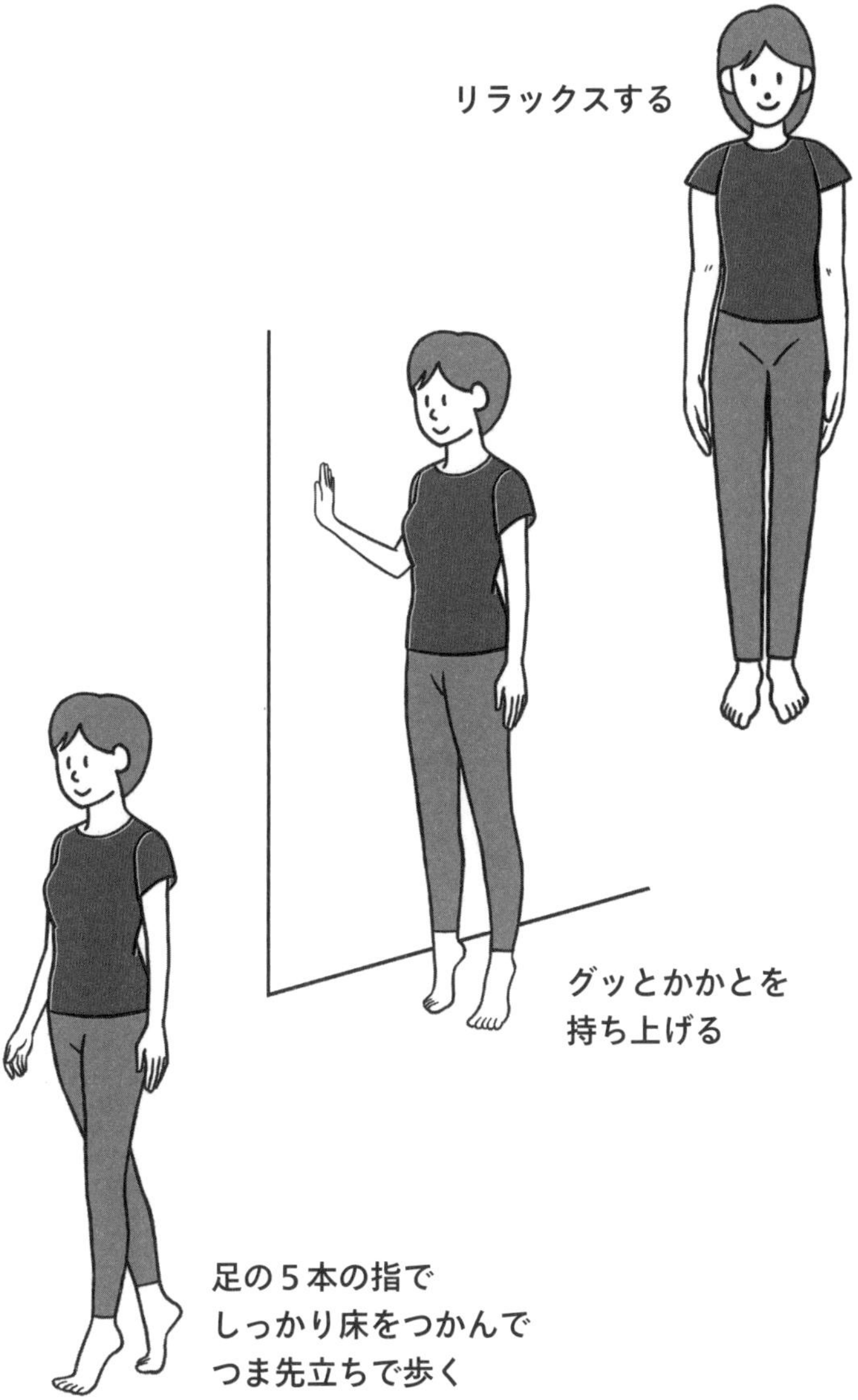
リラックスする
グッとかかとを
持ち上げる
足の５本の指で
しっかり床をつかんで
つま先立ちで歩く

また、内転筋を鍛えることによって、O脚の進行を抑えることができれば膝関節の軟骨の摩耗が予防できます。

理想はフラミンゴのように優雅に立っていられること。

内転筋を鍛えるには、普段意識することのない内転筋を意識することが大切です。具体的には、歩くときに足の親指から足裏の内側を意識して歩くことで内転筋が緊張します。

そして、足の内側に意識を向けながらつま先立ちで歩いていくのです。

ほとんどの患者さんは「ヨチヨチ」と歩いていきます。

①30秒ほどつま先立ちで真っ直ぐに歩きましょう。
②30秒歩けたら、少し休んでまた30秒。

歩くという動作は普段している動作なので、それを足の内側に意識を向けて、つま先で歩くだけで内転筋を鍛えることができます。

骨リッチ体操

3.「ドーン」とかかと（踵）おとし

かかと落としは骨に刺激を与えることと、脚の血液の循環を良くする筋トレです。

①肩の力を抜いて立ちます。
（足腰が不安定な方は椅子の背を持って、椅子の後ろ30㎝ほどの位置に立ちます。）
②両足のかかとをゆっくり上げて、２秒間ほど保ってから、下げます。下げるとき、コトンと踵の骨を床に打ちつける感覚で行いましょう。
③これを繰り返します。

かかとの骨に刺激を与えることで、骨が強くなります。ふくらはぎの筋肉は、脚の血液を心臓に戻す働きをしています。この運動を行うと脚の血液が心臓に戻りやすくなり、心臓への負担も軽くなります。

1

肩の力を抜いて
立つ

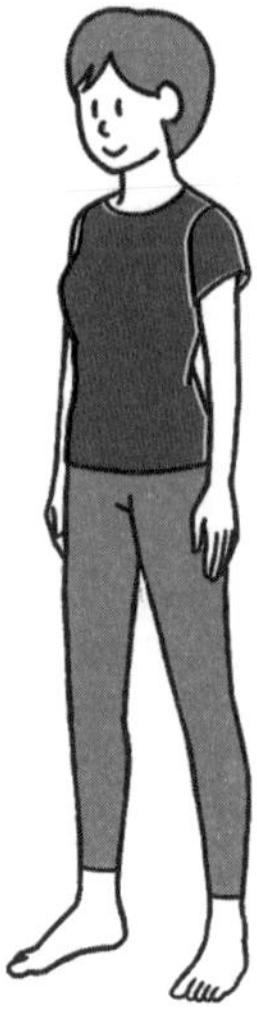

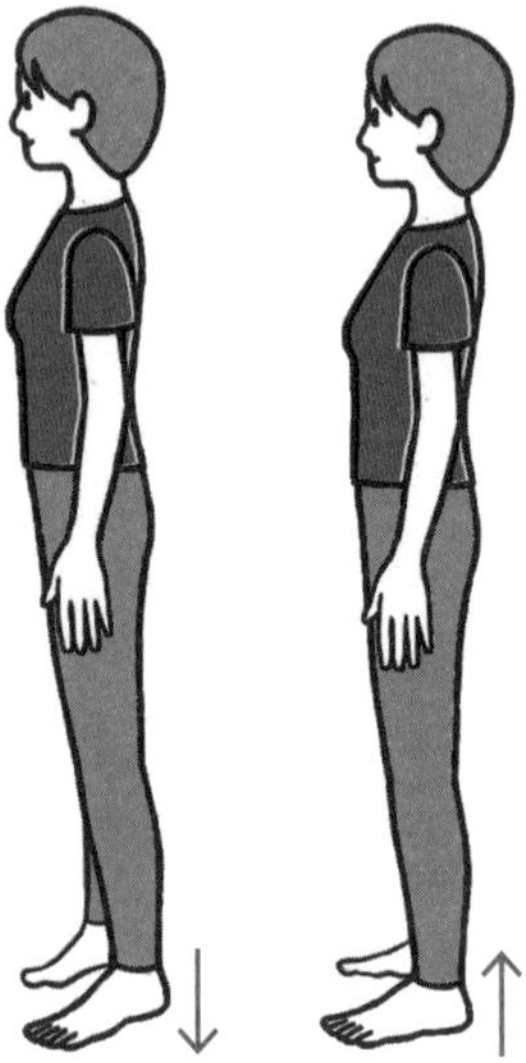

2

かかとをゆっくり上げて
→ストンと落とす
を繰り返す

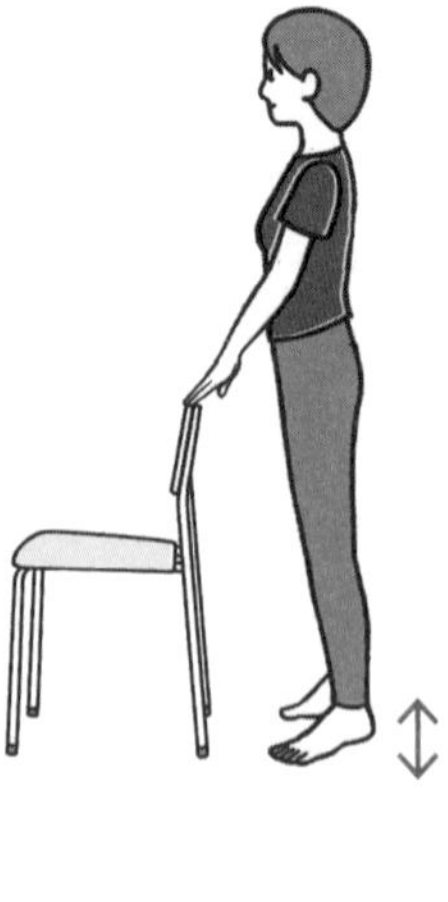

足腰が不安定な方は
椅子を利用してくだ
さい

骨リッチ体操

4.「まっすぐ」木立《こだち》のポーズ

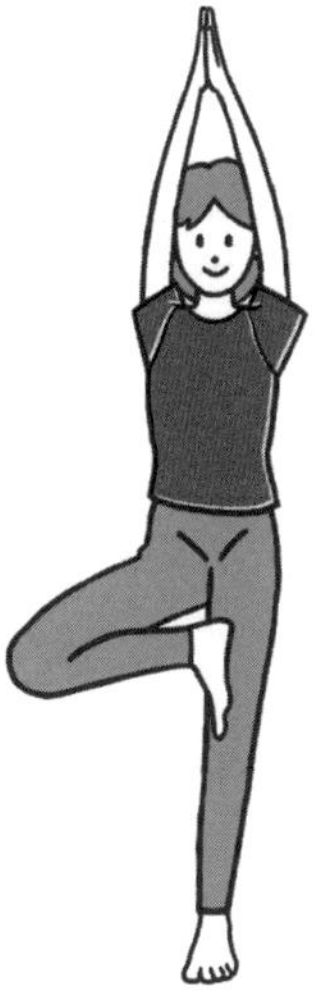

木立のポーズは身体のバランスと下半身の筋肉強化に効果的です。

また、呼吸を深く安定させることで、リラックスの神経である副交感神経を活発にします。

とくに、夜就寝前に行うことで自律神経を安定化させ、筋肉からでる成長ホルモンやセロトニンの影響で安眠効果が期待できます。

次ページにやり方を解説しました。

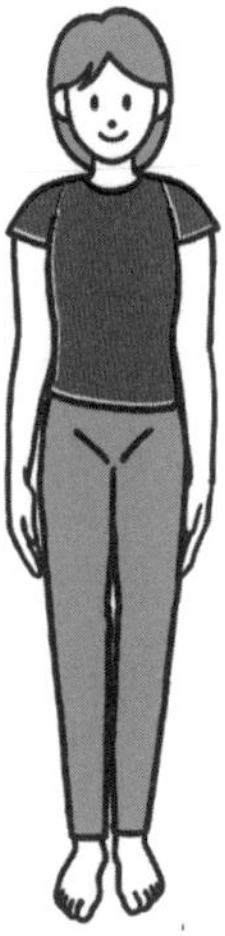

1

両脚を揃えて、まっすぐ立つ。

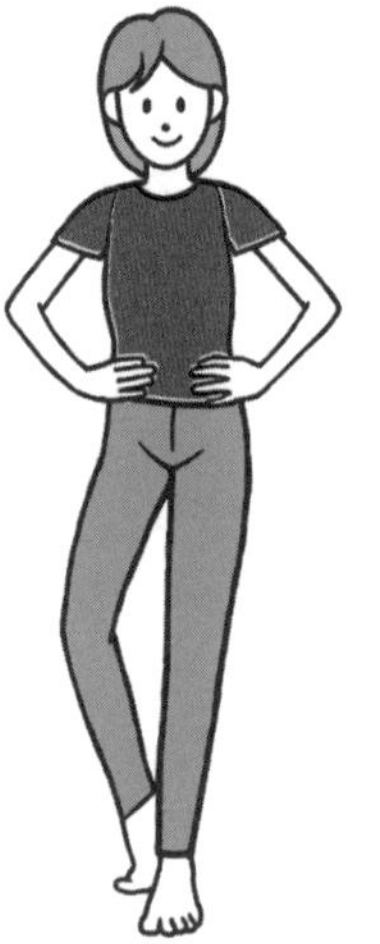

2

左足に体重をのせて右足を床から浮かせ、かかとを左脚につける。両手は腰に。

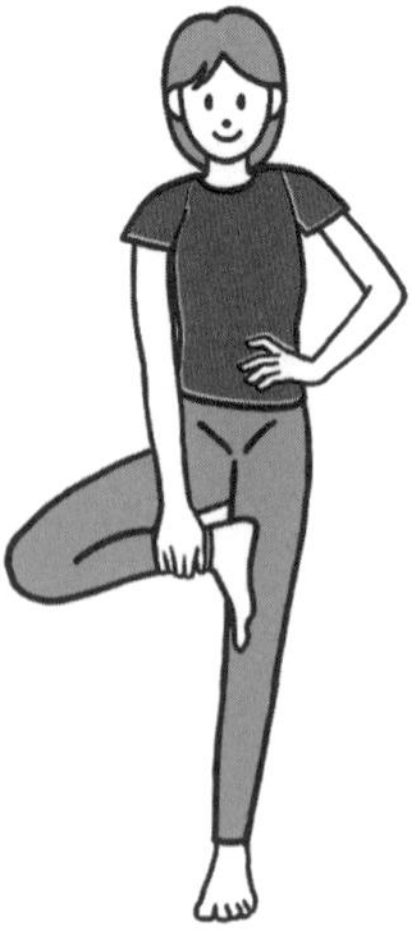

3

右手で右足を持ちながら脚の付け根まで持ち上げ、足裏を左脚の内腿につける。

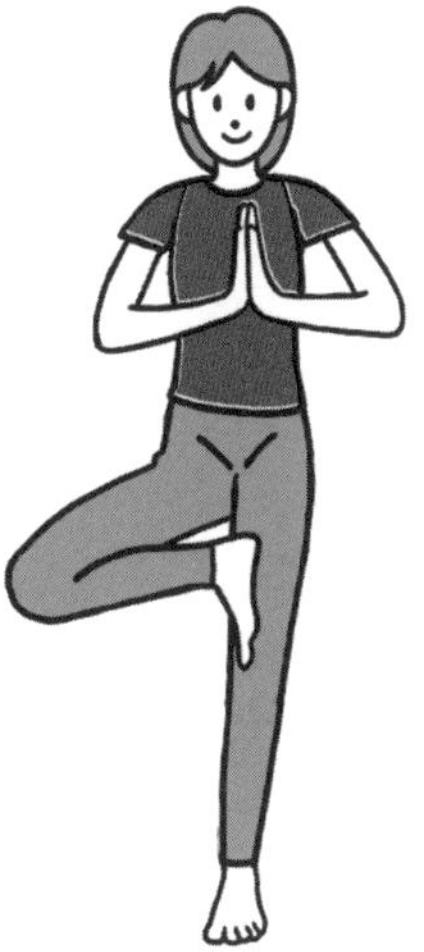

4

左足の拇指球でマットを強く踏み、右脚の足裏と左脚の内腿を押し合う。両手を胸の前で合わせて合掌し、手のひら同士も押し合う。

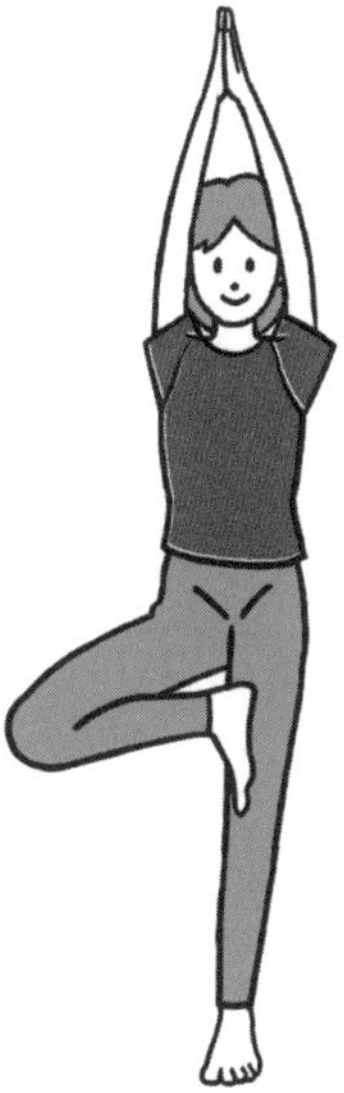

5

息を吸いながら、両手を天井方向へゆっくり伸ばす。足元から背骨、頭頂をまっすぐに伸ばす意識を持ち、目線を一点に集中させる。反対側も同様に。

骨リッチ体操

5. 空気椅子のポーズ

自分の後ろに椅子が置いてあるかのようにポーズをとりましょう。このポーズは両足を床につけて行うので転倒の危険性が少なく、継続して行うのに適しています。

1

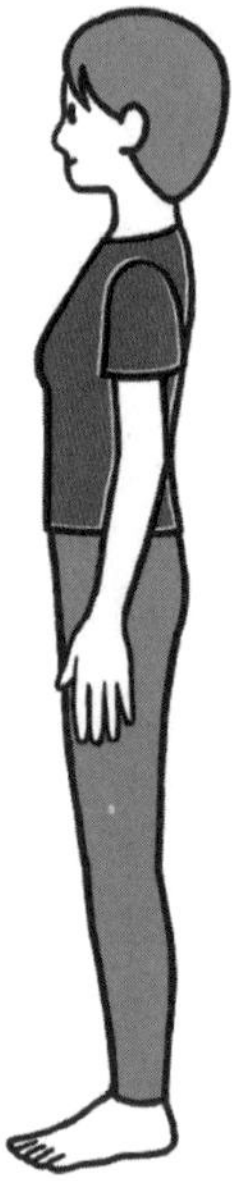

両脚を揃えてまっすぐ立つ。
両手は体の横に。

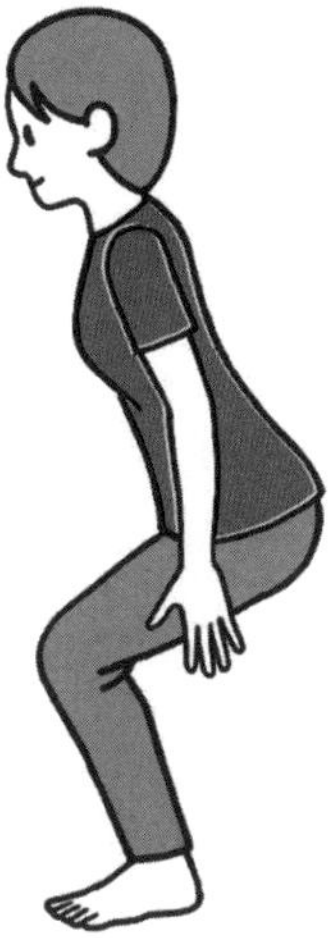

2

息を吐きながら、股関節を引き込むようにお尻を後ろに引き、膝を曲げる。このとき、膝が足先よりも前に出ないように気をつけ、膝をかかとにのせるように後ろに引いて、体重をかかとにのせる。

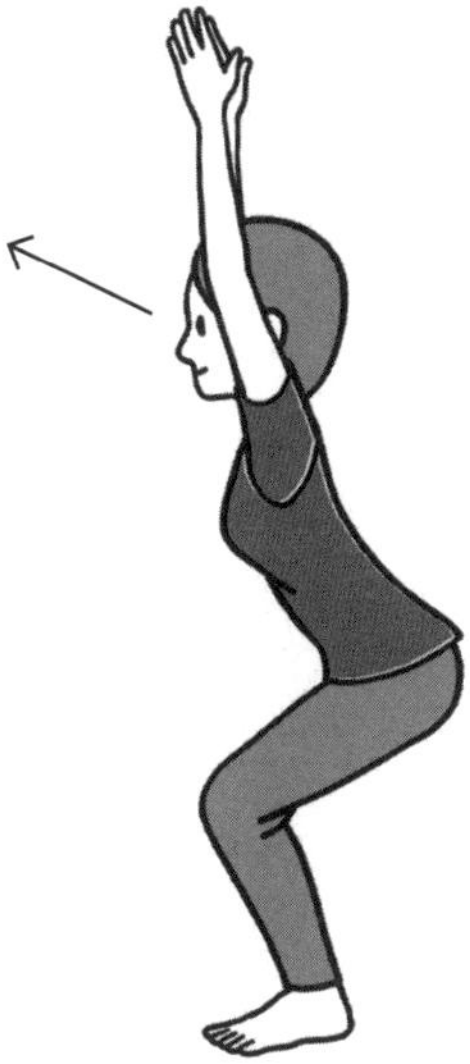

3

息を吸いながら、肩の力を抜き、両手を頭上に上げる。目線はまっすぐか、少し上げる。

骨リッチ体操

6. 握力を強くする5つの方法

・グーパー運動

握力を鍛えるときに必要なこと、それは指の関節の動きです。

筋肉は脳の命令シグナルを支配する神経が反応することで筋肉に伝えて反応します。

往診で診察を行っていると、多くの方が「指を動かすこと」を意識していないことに気づかされます。

グーパーと指を閉じたり開いたり。これだけでも、指の関節が硬くなる拘縮《こうしゅく》という状態を予防することができます。

読者のみなさんも指をグーパーと意識して動かすことは少ないのではないでしょうか？

「グーパー」と指を閉じたり動かすことから握力トレーニングは始まります。

グーパー運動で大切なことは、**両ひじをまっすぐに伸ばして前へならえの状態でグーパー運動をする**こと。

このように行うことで、前腕の筋肉に刺激を与えることができます。

脳の命令を神経を通じて手に伝えていく。このような意識で行ってみましょう。

1セット10回×3セットを目標にしてみましょう。

・ダンベルエクササイズ

ダンベルエクササイズはご自宅で簡単にできるトレーニングです。

ダンベルでなくても、水を入れたペットボトルでも代用できます。重さですが、これは人それぞれです。できれば1kg以上のものを選んでトレーニングしましょう。

ダンベルはまず、指でしっかり把持《はじ》する（握って持つ）ということが大切です。

指でしっかりダンベルを持ちながら、指から上の大きな筋肉を鍛えていくのです。

ダンベルでの握力トレーニングはリストカールというものです。

①椅子に腰を掛けダンベルを持つ
②手のひらを上に向け、手首を膝の上で固定する
③巻き込むように手首を返す

1セット10回、3セットを目標に取り組みましょう。

腰を丸めると上腕に負荷が逃げるため、伸ばした状態を意識し前腕に負荷が乗っていることを確かめながら取り組みましょう。

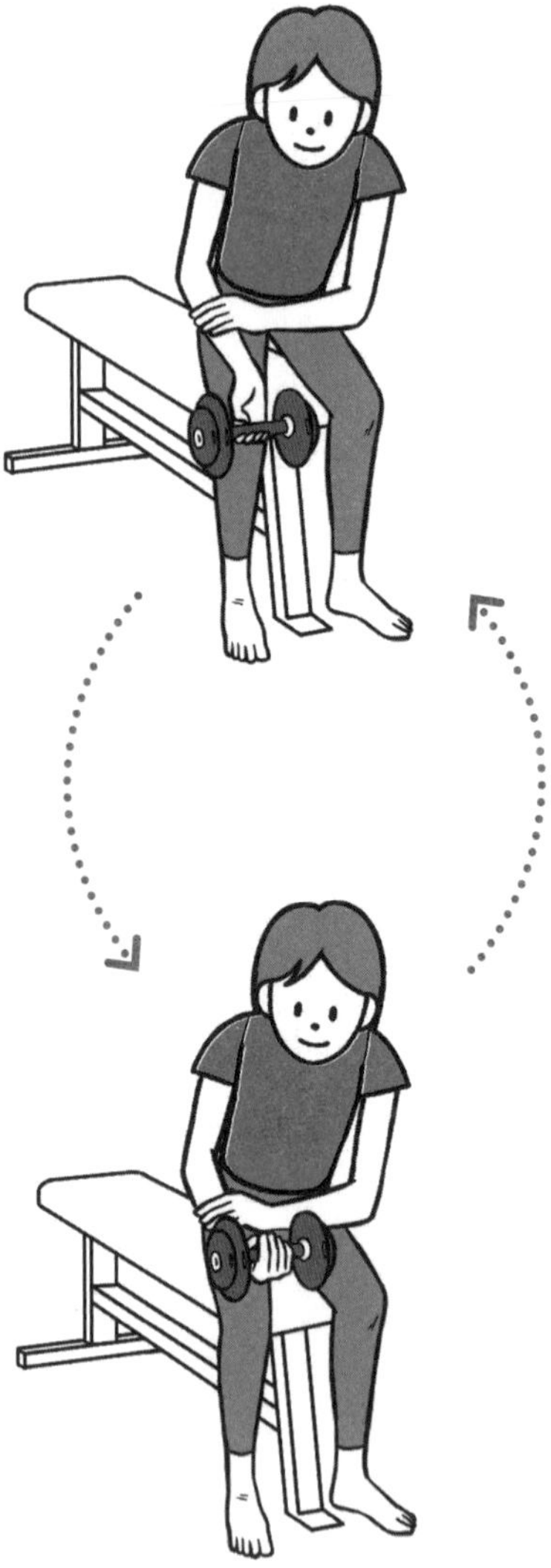

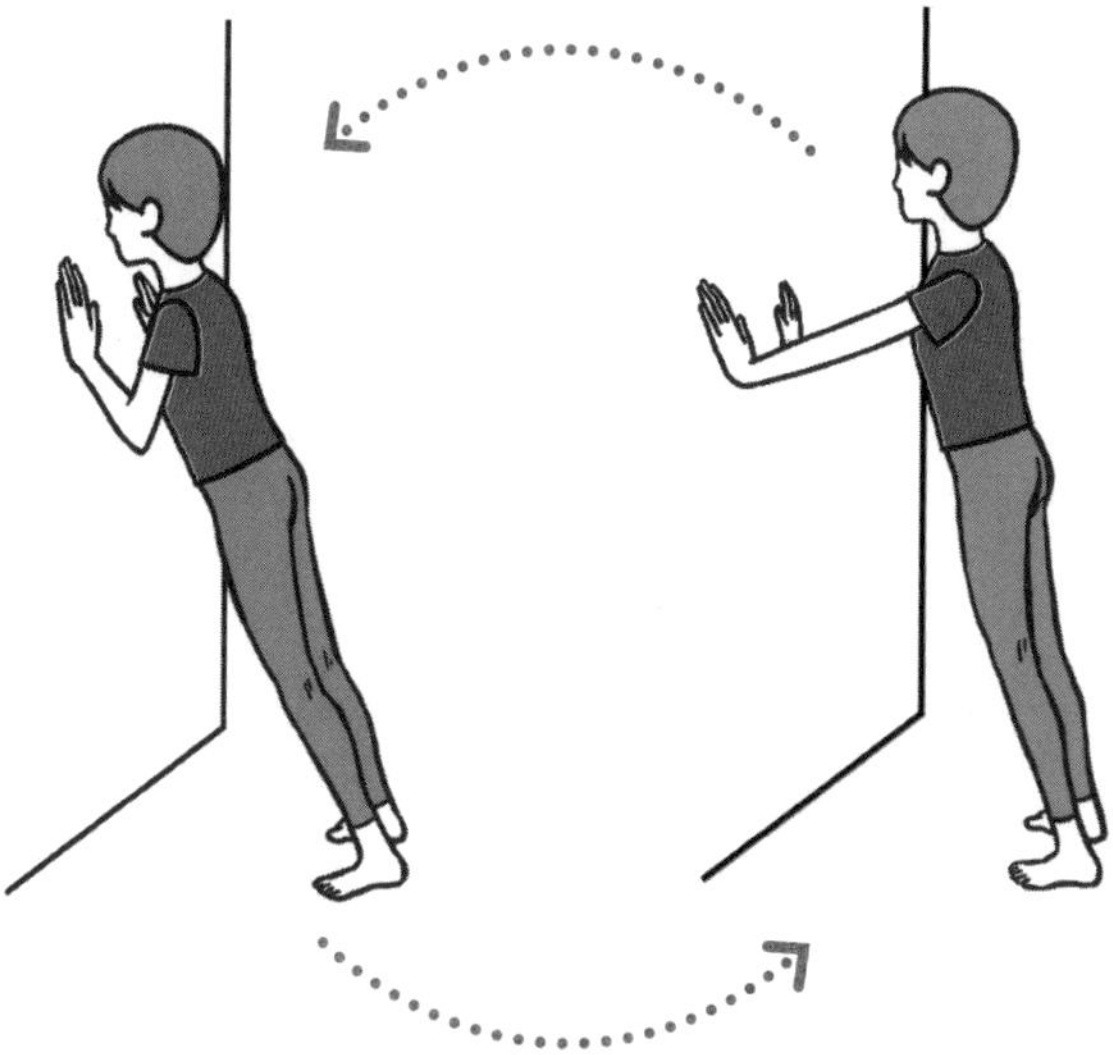

・壁立てふせ

①壁を前にして立ち、両手を肩幅より少し広めに広げて壁につける。壁との距離は、ひじを伸ばすと壁に手の先がつくくらいが目安。

②ひじをゆっくりと曲げる。あごが壁につくくらいまで曲げたら、ひじをゆっくり伸ばしていく。このとき、背中から腰にかけて一直線になるのが理想。

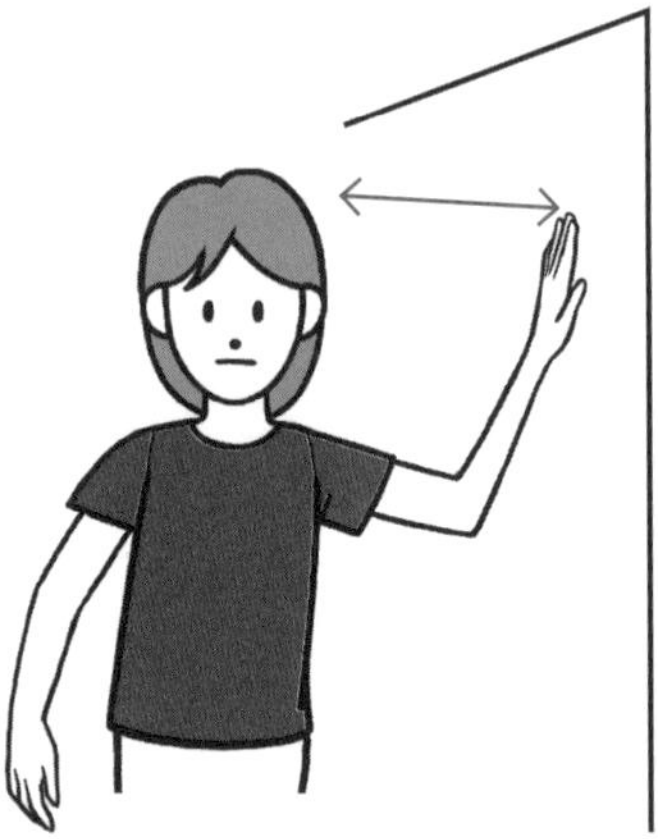

※片腕壁立てふせ

①壁を横にして立ち、片方の手を壁につける。壁との距離は、ひじを伸ばすと壁に手の先がつくくらいが目安。

②ひじをゆっくりと曲げる。頭が壁に近づいたら、ひじをゆっくり伸ばして元に戻していく。反対側も同様に行う。

・ハンドグリップエクササイズ

ハンドグリップエクササイズは一般的に販売されている製品を使用します。とにかく握手をするようにハンドグリップを握ります。コツは心がハッピーな気持ちで行うこと。

グリップを握るときは前腕の筋肉に心地よい刺激を感じる程度が理想です。なぜなら、前腕の筋肉である深指屈筋、浅指屈筋、長母指屈筋が握力の強さと関係しているからです。

前腕の筋肉が効率よく働くようにするためには、肘関節と肩関節の緊張を緩めることが大切です。だらんと腕を下に垂らした状態でハンドグリップを握りましょう。

ハンドグリップ製品はどれでもいいのですが、握力が強くなることを実感できるのは「負荷調節式」のものです。１カ月ごとに負荷を増やして行っていくと、成長が感じられて気持ちが上がると思います。通販サイトなどで「負荷調節式ハンドグリップ」「負荷調整式ハンドグリップ」で検索してみてください。

・ペットボトルエクササイズ

前腕の筋肉を鍛える

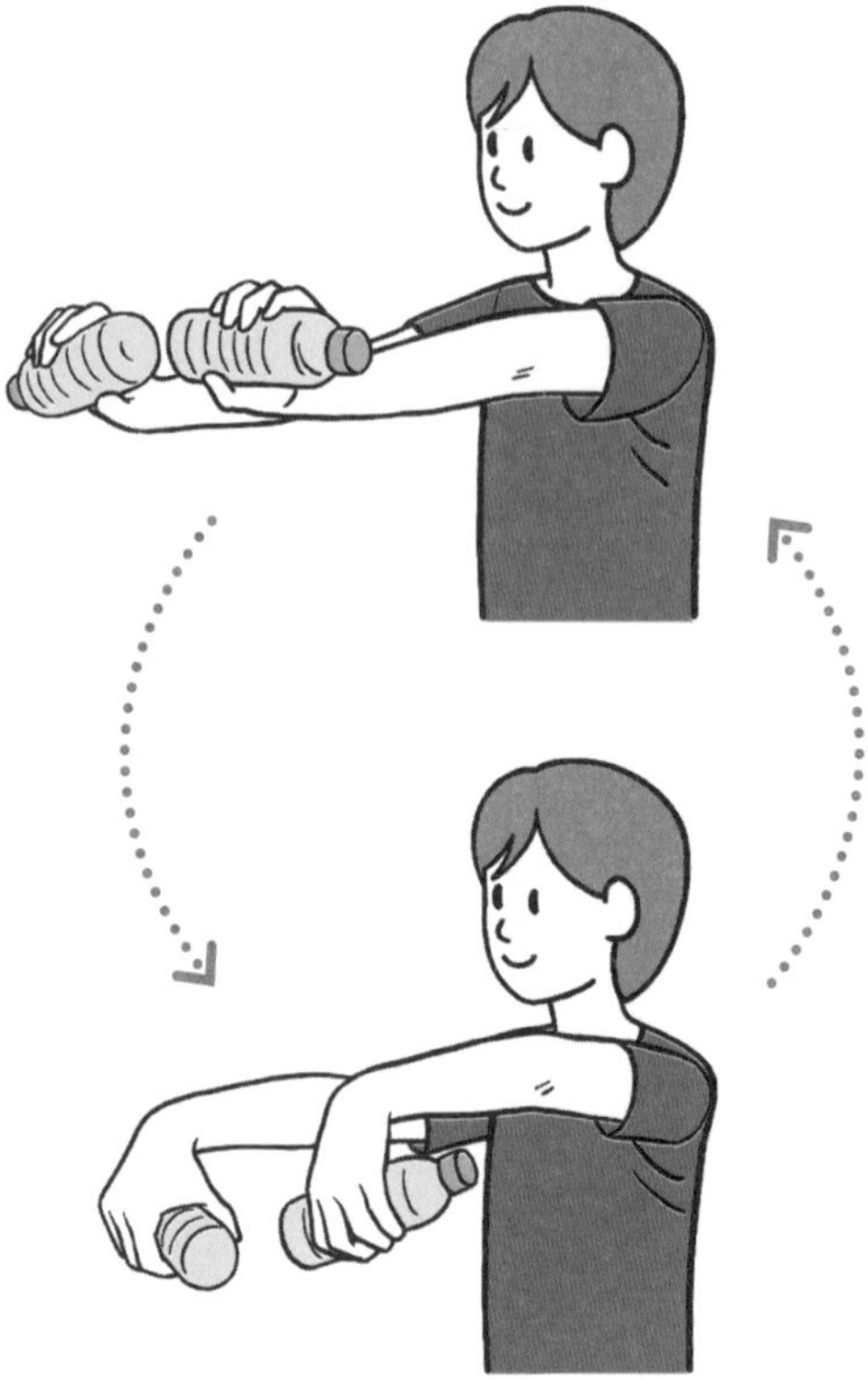

①両手にペットボトルを1本ずつ持ち、両腕を前へ伸ばす。

②腕の位置を変えずに、手首を曲げ、手を上へ向ける。

③手首を曲げ、手を下に向ける。上下で1回と数えて行う。

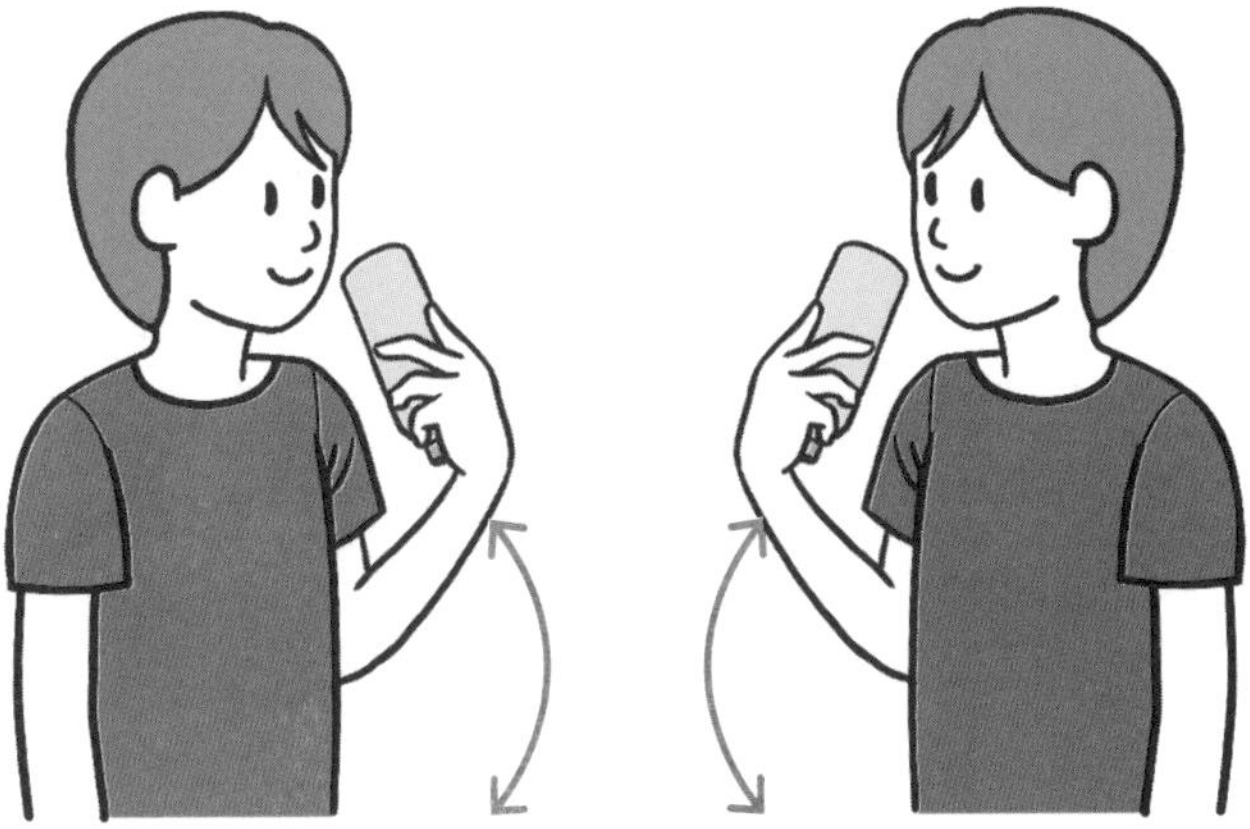

上腕二頭筋を鍛える

①両手に1本ずつペットボトルを縦方向に持ち、腕を体に沿うように下ろす。手の甲は後ろに向ける。

②右腕のひじを曲げて、ペットボトルを上腕に近づけるように持ち上げる。その後、元の位置に戻す。

③左側のひじを曲げて、同様にペットボトルを持ち上げ、元の位置に戻す。左右で1回と数えて行う。

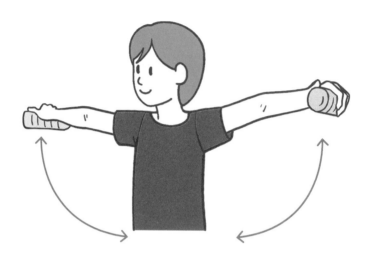

三角筋を鍛える

①両手に1本ずつペットボトルを水平に持ち、腕をまっすぐ下ろす。手の甲は外側に向ける。

②腕を真横に広げ、水平になるまで持ち上げて、元の位置に戻す。

これらのペットボトルエクササイズは、それぞれ**10回を1セット、朝昼晩で3セット**を目標に行いましょう。

骨リッチ体操

7.足裏グーチョキパー運動

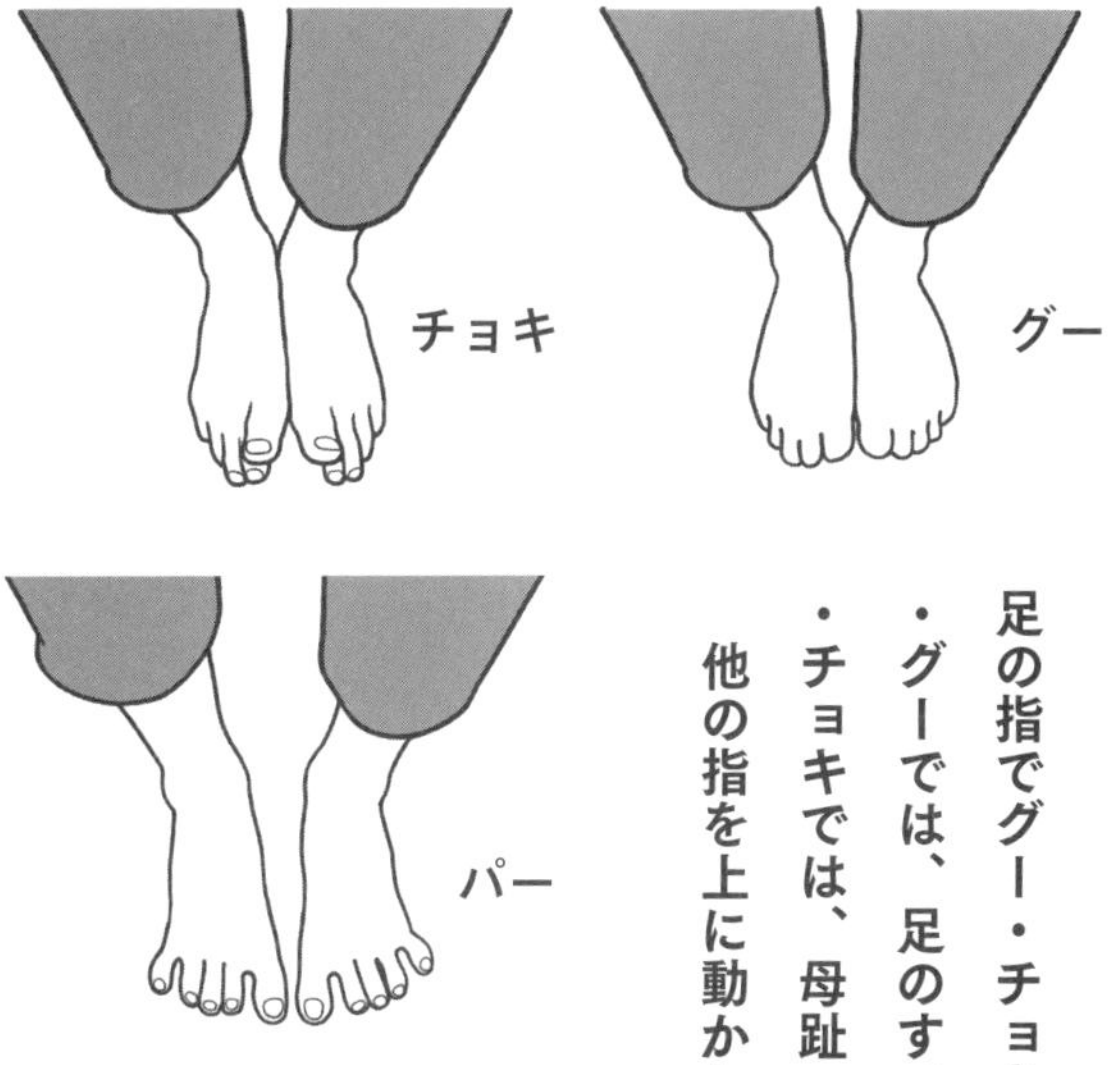

足の指でグー・チョキ・パーの運動をします。

・グーでは、足のすべての指を最後まで曲げて握ります。

・チョキでは、母趾（足の親指）を上・他の指を下、母趾を下・他の指を上に動かします。

・パーでは、足のすべての指を横に広げます。指の間にすき間ができるようにしましょう。

グー・チョキ・パーで1セットとし、1日100セットを目安に行います。

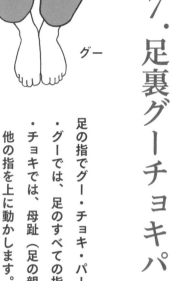

骨リッチ体操

8．上級編　ブルガリアンスクワット

これは上級編となりますが、私が往診で指導している「ブルガリアンスクワット」という方法です。

両手は支えにつかまっていてもよいので、片足ずつトレーニングをゆっくり行いましょう。

方法はとても簡単です。

①椅子やベンチの60～90㎝ほど前に背を向けて立ち、右足の甲を座面に乗せます。

②頭の後ろ側で手を組み、胸を張って背筋を伸ばしましょう。

③お尻を後ろに引くイメージで左膝が90度になるまでゆっくりと腰を下ろしましょう。このとき、膝がつま先よりも前に出ないようにしましょう。

④ゆっくりと腰を上げて元の体勢に戻りましょう。

⑤ 設定回数を行ったら反対の足でも同様に行いましょう。

左右10回ずつを目安に**3セット**行いましょう。

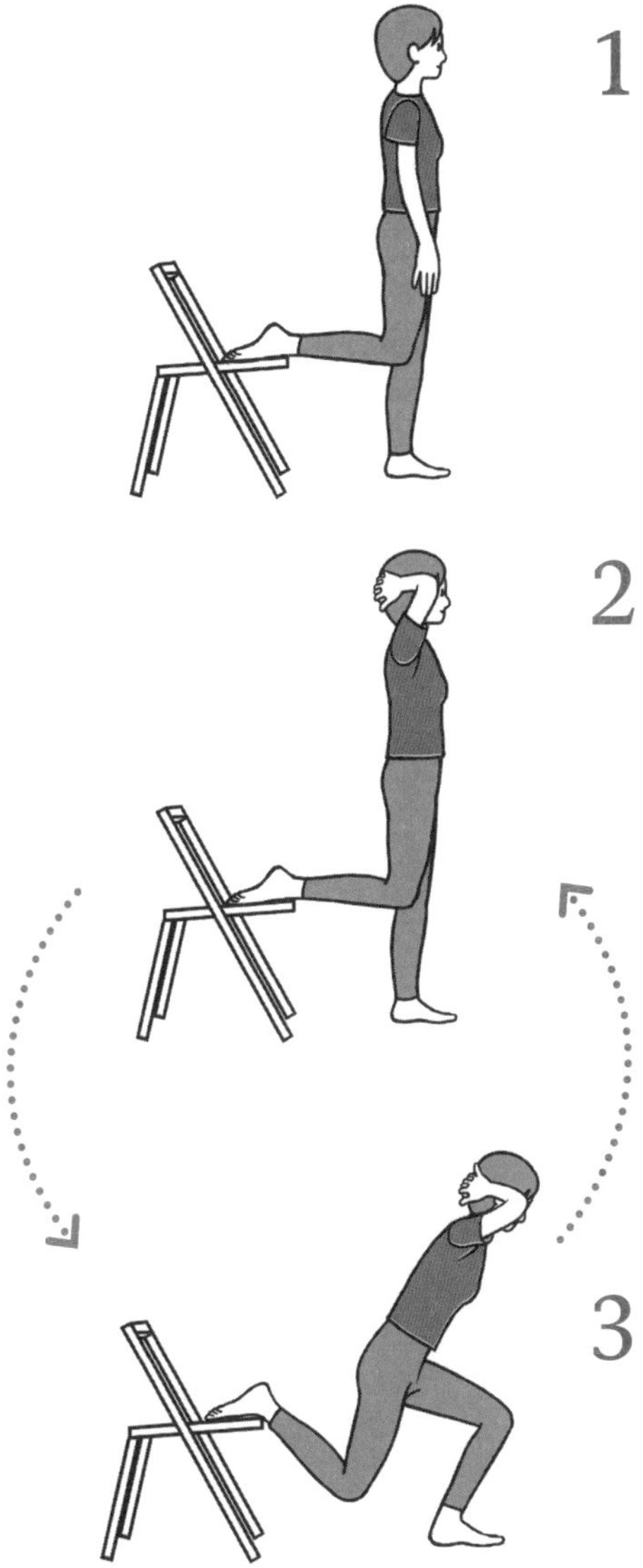

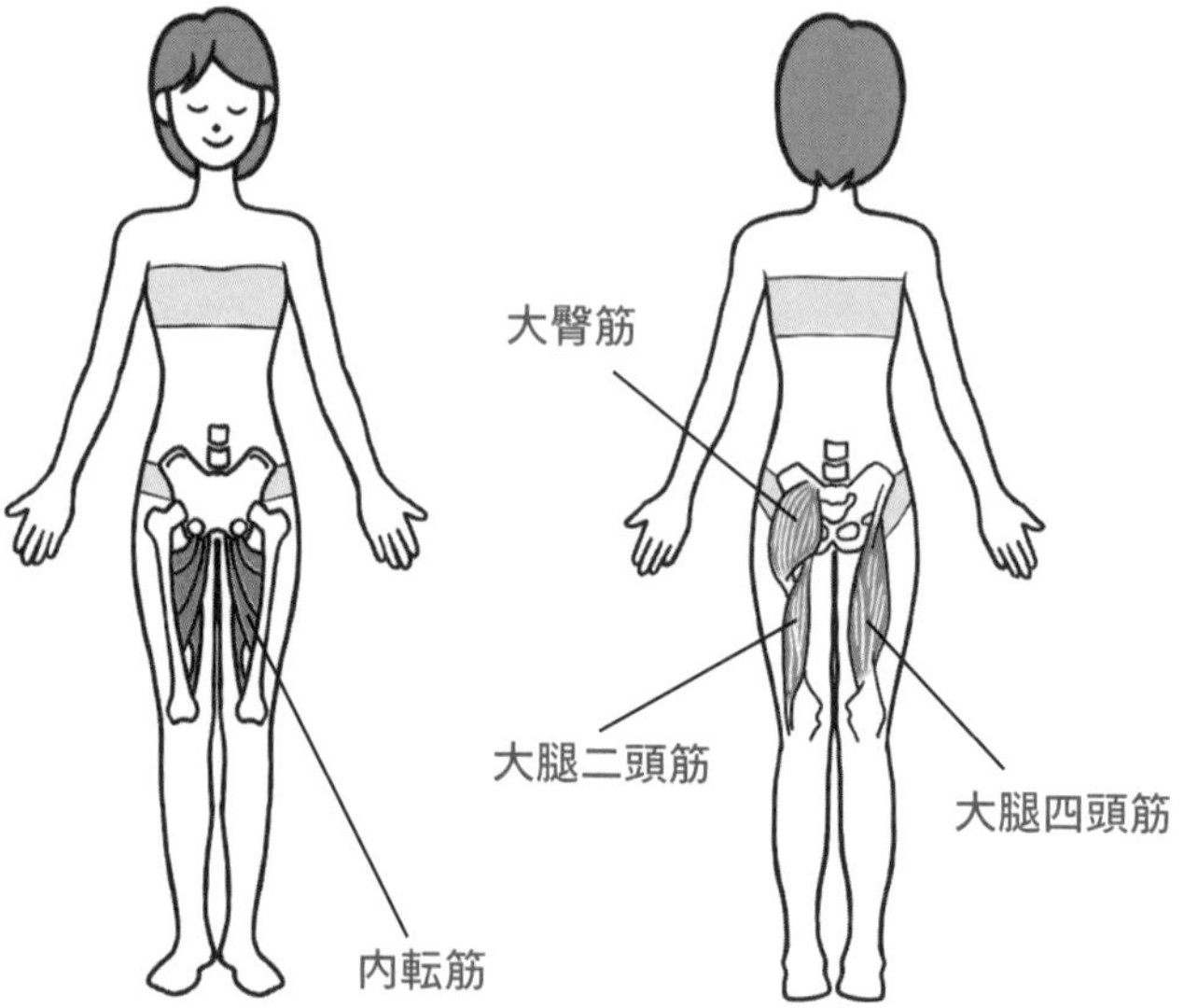

　このブルガリアンスクワットは、両手を頭の後ろに添えてトレーニングを行うことが理想ですが、往診で診察を行っている方でそれができた人は、いままで5本の指で数えるほどしかいませんでした。

　ブルガリアンスクワットは大腿四頭筋、大腿二頭筋、大臀筋、内転筋（上図参照）という、下肢の大きな筋肉を鍛えることができます。

　下肢の大きな筋肉を鍛えることで、継続すれば着実に「骨リッチ」になれるのです。

ポモドーロ・テクニックを応用する

これは第3章の処方箋6でも説明したものです。１９８０年代にイタリア人のフランチェスコ・シリによって考案された時間管理術です。タイマーを使用し、一般的には25分の作業と5分の休息時間で作業時間と休息時間を分割します。

具体的な手順は以下の通りです。

①達成しようとするタスクを選ぶ
②キッチンタイマーで25分を設定する
③タイマーが鳴るまでタスクに集中する
④少し休憩する（5分程度）
⑤②～④を4回繰り返す

ここでご紹介した「骨リッチ」体操については作業時間10分、休息時間5分で2回繰り返すことで十分だと説明しています。

つまり、10分間集中して「骨リッチ」体操1～8のうち好きな運動を行い、5分間休憩。その後また、10分間「骨リッチ」体操1～8のうち好きな運動を行っていただき、5分間休息するのです。

合計で30分が1ポモドーロということになりますが、これを1日2回合計1時間行うことができれば、どんどん効果が上がっていくでしょう。

人間の集中力は長続きしないものです。

しかも、患者さんの体力は十分でない方も多くおられます。

集中してエクササイズを行うことが、とても大事になってくるのです。

おわりに

毎日、ダイハツの軽自動車タントの後部座席に乗って往診しています。

ご自宅や施設で診察を終えた後、必ず自分に確認していることがあります。

「あの患者さんやご家族の心に、私の情熱は届いただろうか？」

患者さんは、私たちの診察を楽しみに、時にはわらにもすがる思いで待ってくれています。

その思いに、十分に答えられるような診療ができているか？

いつも私が考えていることです。

医師になって27年。

33歳で自分のクリニックを開業し、コロナの影響もあり50歳でそのクリニックを手放し、訪問診療一筋の整形外科専門医となりました。

医師になってから特に感じるのは、ものすごい勢いで高齢化が進んでいるということです。

医師になった当時は、65歳以上は立派な高齢者でした。

しかし、今は65歳の患者さんの診察をするととても若いなぁと感じます。

このような高齢社会で、私たち整形外科医ができること。

それは、**一人でも多くの方に「骨リッチ」になってもらいたい**ということです。

毎日「コツコツ」は骨にとってもとても大切なことです。

本書では、運動、食事、病院とのつき合い方を中心に、骨の質を上げるための方法をお示ししました。

骨の強さは、骨密度（7割）＋骨質（3割）です。

高齢になってから、急に骨密度を増やすことはとても難しいです。

しかし、本書で書いた「骨リッチ」を意識した生活を習慣にしていただければ、骨質は改善されていくのです。

骨の強さは、皮膚と違って自分の目で確認できません。

「骨リッチ」を意識すれば、姿勢が変わる。片足で立てる。握力が強くなるという変化が出てきます。

こうなればしめたものです。

「リッチ」になりたい。

これは誰もが思うことではないでしょうか。

しかし、なかなか「リッチ」になれるものではありません。

お金がいくらあっても、それがなくなる不安があれば「リッチ」であるとは言えないのです。

では、少し意識を変えて「リッチ」になっている自分を100%想像してみたら如何でしょうか。

なんだか、「リッチ＝豊か」な自分に気づきませんか？

このような意識の変化が「骨リッチ」になるために必要なのです。

こんなことを考えながら、今日もダイハツ・タントで往診を続けています。

一人でも多くの方が、本書を読んで心も体も「骨リッチ」な状態になっていただけたら、著者としてこれ以上の喜びはありません。

往診整形外科専門医　古賀 昭義

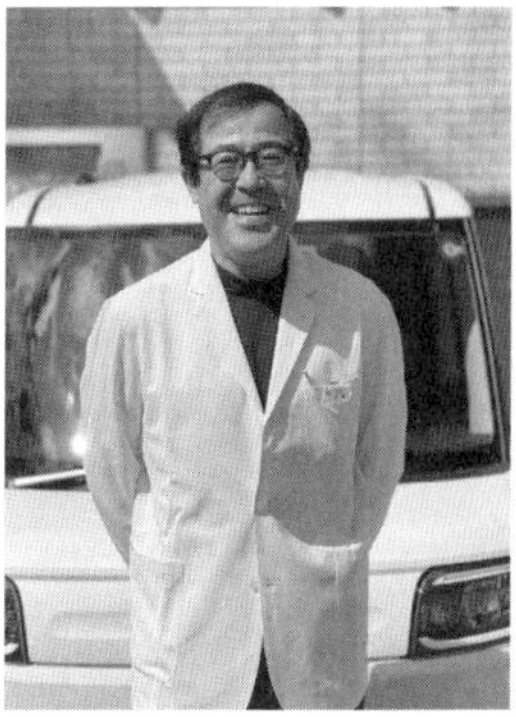

古賀 昭義（こが あきよし） 医学博士

1996年日本大学医学部卒
前日本大学整形外科臨床准教授
日本整形外科学会専門医
日本抗加齢医学会専門医
日本医師会認定産業医
第35回東日本整形外科学会学術奨励賞
厚生労働省認定臨床研修指導医
著書
「身長が2㎝縮んだら読む本」 平成30年1月 秀和システム
「なぜ院長は始発から2番目の電車で出勤するのか？」 令和3年1月 ライトワーカー

Special Thanks to
本文イラストレーション：
黒田 文隆
株式会社ラポール
イラストエージェント事業部

往診整形外科専門医が教える！

健康長寿《けんこうちょうじゅ》の人《ひと》が毎日《まいにち》やっている骨《ほね》にいいこと

二〇二三年（令和五年）十月二十七日　初版第一刷発行

著　者　古賀 昭義
発行者　石井 悟
発行所　株式会社自由国民社
　　　　東京都豊島区高田三―一〇―一一　〒一七一―〇〇三三
　　　　電話〇三―六二三三―〇七八一（代表）
造　本　ＪＫ
印刷所　株式会社光邦
製本所　新風製本株式会社